SỐNG VỚI GRACE

Sống đời đẹp nhất ngay hôm nay!

Tiến sĩ Nguyễn Phúc Anh Lan

MỤC LỤC

LỜI GIỚI THIỆU

Ngay từ lần đầu tiên gặp Tiến sĩ Nguyễn Phúc Anh Lan, tôi đã rất ấn tượng với sự tận tâm và niềm đam mê của cô trong công tác thiện nguyện phục vụ tha nhân, đặc biệt là giới trẻ. Nhiều thập kỷ phục vụ tình nguyện, quyên góp hàng triệu đô la hỗ trợ cho những người khốn khó và đã nổi tiếng quốc tế về khả năng lãnh đạo, Tiến sĩ Anh Lan có ghi danh vào một khóa đào tạo sau đại học do tôi hướng dẫn với tư cách là thành viên của Hiệp hội Diễn giả Quốc gia về cách thức tốt nhất để truyền đạt kiến thức chuyên môn thông qua chuyên ngành nói chuyện trước công chúng, đào tạo và huấn luyện.

Hiếm khi tôi gặp một người tận tụy và có trách nhiệm như vậy trong việc tận dụng mọi cơ hội để nâng cao khả năng phục vụ người khác như cô. Cô thấm nhuần các bài học và vận dụng chúng một cách hiệu quả nhất. Tiến sĩ Anh Lan là tấm gương của một người vừa học tập suốt đời, lại vừa là một nhà lãnh đạo tận tâm. May mắn cho tất cả mọi người, ngoài nhiều thành tựu đạt được qua những việc mình làm, Tiến sĩ Anh Lan cũng đã trở thành một tác giả. Tôi biết từ chính kinh nghiệm của mình khi đọc cuốn sách sâu sắc này, rằng con đường màu nhiệm mà cô mô tả với ngôn từ đẹp đẽ sẽ tiếp tục tác động và thay đổi cuộc sống của nhiều người theo hướng tốt đẹp hơn. Trong số đó chắc chắn có cuộc sống của tôi.

Chứa đựng trong cuốn sách là nhiều kỹ thuật đơn giản mà tôi biết cô sử dụng hàng ngày để đối mặt với những thách thức giống như tất cả chúng ta phải đối mặt, nhưng cô đối diện chúng bằng một sự tự tin và uyển chuyển đầy cảm hứng, khích lệ chúng ta nhận ra rằng mình cũng có thể làm được như cô.

Dù bạn hình dung cuộc sống của mình đã thật là tốt đẹp thì nó cũng sẽ tốt đẹp hơn rất nhiều vì bạn sẽ thấy ân sủng hiện hữu trong từng trang của cuốn sách tuyệt vời về sự thông tuệ vĩnh hằng. "Sống với GRACE - Sống Cuộc đời Đẹp nhất Hôm nay!" là một lời chào đón, cánh cửa gọi mời vào một thế giới thực, nơi bạn sẽ tìm thấy chiếc chìa khóa để sống cuộc đời giảm thiểu căng thẳng và tràn đầy lòng biết ơn.

Nhiều cách thức thực tiễn mà Tiến sĩ Anh Lan gợi ý để thành tựu cuộc sống hài hòa, được đúc kết từ hành trình cuộc đời của chính cô, là những phước lành có thể dễ dàng áp dụng mọi lúc, mọi nơi, mỗi ngày, bởi bất kỳ ai. Xin trân trọng giới thiệu tác phẩm đến quý độc giả.

Tiến sĩ Rob Pennington.
Ngày 6 tháng Mười năm 2020

www.DrRobSpeaks.com

Lời Mở Đầu

"Khi bạn thay đổi cách bạn nhìn mọi thứ, những thứ bạn nhìn sẽ thay đổi!"
~ Tiến sĩ Wayne Dyer, 2005

Bạn đang muốn cải thiện cuộc sống của mình, tìm cách tạo nên một đời sống ý nghĩa và viên mãn nhất có thể — ngay cả trong những thời điểm khó khăn nhất?

Tôi có thể có câu trả lời cho bạn. Thực hành sống với GRACE đã giúp biến những trải nghiệm đau đớn nhất của tôi thành những phước lành và sự tĩnh tại yêu thương.

Cuốn sách này là sự phản chiếu hành trình của tôi trong việc áp dụng các nguyên lý có sức mạnh thay đổi cuộc đời, nguyên lý GRACE (Gratitude/Lòng Biết ơn - Respect/Sự Tôn trọng - Accountability/Tinh thần Trách nhiệm - Courage/Lòng Can đảm - Engagement/Tinh thần Dấn thân-Nối kết), để bất kỳ ai đọc và thực hành nó, cũng có thể trải nghiệm sự chuyển hóa mạnh mẽ một cách dễ dàng. Tôi sẽ chia sẻ với bạn cuộc hành trình hàng chục năm khám phá về năng lực tuyệt vời tạo quyền năng làm chủ cuộc đời cho mỗi người thông qua việc tích hợp các giá trị GRACE vào cuộc sống. Tôi rất đỗi xúc động về sự chuyển hóa

1

mà bản thân đã trải qua trong cuộc hành trình này, trong khi còn đang phải đối phó với hàng loạt những biến cố lớn trong đời, những sự kiện đã chuyển hướng cuộc đời và kết nối tôi với một thế giới diệu kỳ: thế giới của những người đi lan tỏa ánh sáng (lightworker). Tôi cũng đã may mắn được chứng kiến sự chuyển biến nơi những học viên và những người tôi tư vấn, những người đã áp dụng GRACE và trải nghiệm những đột phá tạo ra những thay đổi tích cực trong cuộc sống của họ. Khi tôi đưa các giá trị của GRACE vào chia sẻ, giảng dạy và tự mình thực hành, hy vọng của tôi là sẽ giúp thắp lên ngọn lửa trong tâm thức, khích lệ bạn hành động để giải quyết bất kỳ vấn đề nào bạn đang gặp phải trong cuộc sống của mình, để từ đó bạn sẽ tìm thấy hạnh phúc, niềm vui và sự viên mãn ngay từ bên trong chính mình.

Khi tôi viết cuốn sách này, thế giới của chúng ta vẫn đang phải đương đầu với đại dịch COVID-19. Chúng ta đang sống trong một thời điểm lịch sử chưa từng có khi mọi thứ đột ngột bị đình trệ. Hàng triệu người ở Mỹ mất việc làm. Nền kinh tế bị ảnh hưởng trầm trọng. Các doanh nghiệp nhỏ cũng như các tập đoàn lớn đều phải hứng chịu những thiệt hại tài chính khi hoạt động bình thường bị ngưng trệ do các đợt phong tỏa để ngăn chặn sự lây lan của vi rút. Đồng thời, xã hội Mỹ cũng phải đối mặt với hận thù, chia rẽ và suy thoái. Nhân loại đang phải đối mặt với những thách thức to lớn, sống trong lo sợ và bất an. Dù vậy, trong nguy vẫn có cơ. Tôi tin tưởng mạnh mẽ vào sức mạnh phi thường của tinh thần con người và vào khả năng của chính mỗi con người khi đương đầu với khó khăn, rồi sẽ trở lại mạnh mẽ trước bất kỳ tình huống ngặt nghèo nào mà ta phải đối mặt.

GRACE có thể đóng vai trò là một mô thức tư duy tuyệt vời giúp bạn khám phá những khả năng và xác định các giải pháp cho những thách thức của chính mình. Cuốn sách này không phải là đúng nghĩa một cuốn sách giáo khoa với những nghiên cứu dựa trên căn cứ rõ ràng, cũng không đưa ra các bằng chứng để chứng minh những nguyên tắc giúp bạn tìm thấy niềm vui và hạnh phúc trong cuộc sống! Cuốn sách này được viết dưới dạng ấn bản ngắn gọn và đơn giản, với các phương thức và giải pháp thực tế mà bạn có thể áp dụng và thực hành ngay để tạo nên những thay đổi cần thiết trong cuộc sống của mình. Cuốn sách này hoàn toàn không cung cấp cho bạn một giải pháp đầy đủ và chi tiết cho mọi thử thách trong cuộc sống, nhưng hy vọng nó có thể khích lệ bạn tiến thêm một bước trên đường đời, hướng tới sự giác ngộ và viên mãn.

Việc viết cuốn sách này cũng cho tôi có cơ hội nói lời tri ân với tất cả những học trò và người được tôi tư vấn, những người đã cho tôi món quà quý giá là sự chuyển hóa của chính mình. Tôi thực sự biết ơn từng người một đã nỗ lực hết mình thực hành và tạo lập những thói quen hàng ngày để thực hành các giá trị GRACE. Nhờ đó, mỗi người đều đạt được những đột phá và thay đổi cuộc sống của chính họ. Câu chuyện thành công của họ là những món quà tuyệt vời nhất cho tôi trên hành trình phục vụ tha nhân. Họ đã truyền cảm hứng cho tôi viết cuốn sách có ý nghĩa thay đổi cuộc đời này, cuốn sách sẽ chia sẻ những thông điệp quan trọng để giúp hàng ngàn người khác có thể được hưởng lợi giống như cách họ đã làm thông qua việc thực hành GRACE.

Tôi muốn dâng tặng cuốn sách này cho những bậc sinh thành kính yêu đã quá cố của tôi, Ông Bửu Cơ và Bà Lê Thị Kim Anh. Họ đã nuôi dạy tôi nên người và truyền thụ cho tôi nhiều nguyên tắc sống tuyệt vời mà tôi thấy thực sự phù hợp với các giá trị GRACE. Tôi mang ơn bố mẹ tôi để có được cuộc đời này, sự nghiệp này, cùng muôn vàn trải nghiệm trên hành trình tự khám phá bản thân. Tôi cũng muốn dành tặng cuốn sách này cho người chồng yêu quý của tôi, Tiến sĩ Nông Duy Trường, cũng là một tấm gương tuyệt vời sống với GRACE. Tình yêu của anh đối với các thế hệ tương lai của Việt Nam và sự kiên cường chống chọi với bệnh tật của anh tiếp tục là nguồn cảm hứng cho tôi mỗi ngày. Tôi cũng xin cảm ơn cô Fujimoto Thủy, người đã tạo ra mô thức các giá trị GRACE khi bà thành lập New Moon Foundation có trụ sở tại Hawaii, Hoa Kỳ. Nếu không có nền tảng ban đầu mà bà gây dựng, cuốn sách này sẽ không thể ra đời, và tôi luôn biết ơn bà về điều đó. Một người bạn, người chị mà tôi rất quý mến cũng đã góp phần không nhỏ trong việc giúp tôi soạn thảo khóa huấn luyện về mô thức GRACE lần đầu tiên khi giảng dạy trực tuyến tại Việt Nam, đó là tiến sĩ Nguyễn Lâm Kim Oanh.

Tôi cũng chân thành cảm tạ Hội Văn Hóa Khoa Học Việt Nam mà tôi đã có cơ hội được đóng vai trò hội trưởng rồi chủ tịch hội đồng quản trị một khoảng thời gian dài, và cùng các thiện nguyện viên khác thực hiện chương trình Trại Phát Triển Kỹ Năng Lãnh Đạo Thanh Niên Lên Đường, là nơi mà tôi và nhà tôi đã có dịp soạn thảo chương trình huấn luyện về mô thức GRACE lần đầu tiên.

Có những người đã tạo ra ảnh hưởng lớn lao trong cuộc đời tôi và tôi luôn khắc ghi sự hướng dẫn và thấu cảm của họ, nếu không có những yếu tố đó tôi đã không là tôi của ngày hôm nay. Ông Rocky Forshey, sếp cũ và là người cố vấn của tôi trong suốt những năm qua, cảm ơn ông đã chỉ dẫn cho tôi đến với con đường phát triển bản thân, mở ra cho tôi cánh cửa bước vào hành trình sống với GRACE; Tiến sĩ Wayne Dyer, vị thầy tâm linh của tôi, cảm ơn ông về cống hiến lớn lao mà ông đã để lại như một di sản cho thế giới; và ông Jim Rohn, cảm ơn ông đã là người thầy của tôi theo nhiều nghĩa, dù ông và tôi chưa từng gặp mặt. Lời dạy và sự thông thái tuyệt vời của ông đã có ảnh hưởng lớn nhất đến suy nghĩ và hành động của tôi trên chuyến hành trình của riêng mình để theo đuổi ước mơ được phục vụ, yêu thương, cho đi và chia sẻ.

Tôi nhận ra rằng mỗi ngày được sống trên hành tinh này là cả một ân sủng phi thường mà tôi được Vũ trụ ban tặng. Chỉ thông qua việc phục vụ người khác và giúp đỡ người khác, tôi mới có thể xứng đáng trọn vẹn với đặc ân đó. Tôi mãi mãi biết ơn món quà cuộc sống mà tôi nhận được mỗi ngày trên Trái đất này. Tôi thực tâm hy vọng rằng tôi có thể chia sẻ tình cảm biết ơn lớn lao đó với mỗi người đang đọc cuốn sách này để giúp các bạn giải phóng sức mạnh trong tâm hồn và đạt được sự cao cả của chính mình. Tất cả bắt đầu bằng việc xác định những chủ tâm tích cực, rồi sự chú tâm đến vô vàn cơ hội luôn hiện hữu để tạo cho bản thân sự chuyển biến đều đặn mỗi ngày.

Chương 1: HÀNH TRÌNH CỦA TÔI VỚI GRACE

"Khi bạn được truyền cảm hứng bởi những mục đích cao cả, một dự án phi thường nào đó, mọi suy nghĩ của bạn sẽ được cởi trói; tâm trí của bạn sẽ vượt thoát những giới hạn thông thường, ý thức của bạn mở rộng theo mọi hướng, và bạn nhận thấy mình ở trong một thế giới mới, rộng lớn và tuyệt vời. Những năng lực tiềm tàng, khả năng và biệt tài sẽ được đánh thức, và bạn khai phá chính bản thân mình trở thành một con người vĩ đại hơn nhiều so với những gì bạn từng mơ ước."
*~ **Patanjali, 200 trước Công nguyên***

Hành trình sống với GRACE của tôi bắt đầu vào năm 2011, khi tôi gặp cô Fujimoto Thủy lần đầu tiên và biết về mô thức GRACE của Tổ chức New Moon Foundation do cô đồng sáng lập. Khi nhìn lại, tôi tin rằng cuộc gặp gỡ này không phải là ngẫu nhiên. Vũ trụ có sự an bài cho đường đời của mỗi chúng ta thông qua những sự kiện tưởng như không có liên quan gì, mà đôi khi chúng ta chỉ có thể nhận ra một cách đầy đủ khi nhìn lại. Có cơ hội ngẫm nghĩ về cuộc đời mình khi viết cuốn sách này, tôi thường tự hỏi, liệu có điều gì chỉ đơn thuần là 'trùng hợp ngẫu nhiên' không? Bất kể điều đó tồi tệ hay tuyệt vời như thế nào, mỗi trải nghiệm đều có ý nghĩa và mục đích riêng để giúp chúng ta có những bước đi tiếp theo, chương tiếp theo trong cuộc đời.

Hành trình với GRACE của tôi thực sự bắt đầu từ rất sớm, khi tôi được giao một nhiệm vụ khó khăn. Ở tuổi mười bốn, khi còn ở Việt Nam, tôi được đề nghị tập hợp, quản lý và phát triển một nhóm thiếu niên bao gồm một số trẻ vô gia cư đã gây rắc rối trong khu phố. Việc sinh hoạt với các em này đã thắp lên trong tôi một ngọn lửa vẫn luôn cháy cho đến ngày nay: ngọn lửa của niềm đam mê giúp những người trẻ tuổi sống tốt hơn, yêu đời hơn, có trách nhiệm và thành công hơn.

Đi nhanh đến giữa những năm 1980, tôi đến Canada và tiếp tục niềm đam mê xây dựng phong trào thanh niên thông qua việc thiện nguyện làm Trưởng Hướng đạo trong phong trào Nữ Hướng đạo Canada, và việc sáng lập ra Trung tâm Thanh niên Việt Nam Toronto, nơi vun trồng khả năng lãnh đạo cho hàng trăm thanh niên gốc Việt ở Toronto. Tôi lập gia đình và sang định cư ở Hoa Kỳ vào năm 1994. Năm 1998, tôi cùng một số bạn hữu trong Hội Văn Hóa Khoa Học Việt Nam thành lập một trong những chương trình Phát triển Kỹ Năng Lãnh đạo có tác động nhất cho thanh niên Mỹ/Canada gốc Việt trên khắp Bắc Mỹ, có tên là Trại Phát Triển Kỹ Năng Lãnh Đạo thanh niên Lên Đường. Trại do Hội

Văn hóa Khoa học Việt Nam đứng ra tổ chức hằng năm. Trong 22 năm qua, trại này đã giúp đào tạo hơn 5,000 thanh niên người Mỹ gốc Việt trở thành những nhà lãnh đạo tốt hơn cho bản thân, sự nghiệp và cộng đồng. Nhưng phải đến năm 2017 tôi mới thực bắt đầu sự chuyển hóa trong hành trình sống với GRACE.

Tôi đã quyết định kết thúc 25 năm sự nghiệp quản trị ngành Tin học của mình để cống hiến hết mình cho những điều thôi thúc bên trong mà tôi dành tâm huyết sâu sắc nhất. Trong suốt những năm qua, ngọn lửa phục vụ nâng tầm cho người khác vẫn luôn vẹn nguyên trong trái tim tôi, nhưng sự thiếu tự tin về chính mình đã ngăn cản tôi thực hiện những bước cần thiết để thay đổi sự nghiệp của mình. Bạn có bao giờ cảm thấy rằng mình đã dự định làm nhiều điều có tác động sâu sắc hơn, với những ý nghĩa lớn lao hơn, nhưng nỗi sợ thất bại và nỗi sợ những điều bất trắc đã kéo bạn lại? Tôi cũng thế.

Có một tiếng gọi trong trái tim luôn nói với tôi rằng tôi cần phải thay đổi, nhưng sự do dự và nỗi sợ đã khiến tôi không thể hành động ngay được. Nhìn lại, tôi nhận ra rằng cả năm 2016 có đầy những dấu hiệu mà Vũ trụ gửi đến để nhắc nhở tôi về sự thay đổi cần thiết sắp tới. Một hôm, một đồng nghiệp thường xuyên thiền tập có rủ tôi đi ăn trưa. Ông ấy nói với một giọng rất nghiêm chỉnh "Anhlan, cô cần phải nghỉ việc ngay đi. Việc cô cứ lần lữa mãi sẽ làm trì hoãn cơ hội tác động đến hàng ngàn cuộc đời … cô cần phải làm những gì mà cô hiện diện trên trái đất này để làm." Tôi đang nói với cô không phải với tư cách một người bạn, tôi chỉ là người đưa tin, chuyển tới cô thông điệp từ vũ trụ." Tôi đã rất đỗi ngạc nhiên và hứa với ông ấy rằng tôi sẽ thực hiện sự chuyển đổi sớm nhất vào cuối năm đó. Rồi Vũ trụ đã kiến tạo một điều kỳ diệu mà cuối cùng đã đưa đẩy tôi đến quyết định ấy: Tôi bị cho thôi việc ở cơ quan mà tôi đã làm việc suốt 15 năm, hoàn toàn bất ngờ, vào thời điểm gần cuối năm 2016. Sự thay đổi không lường trước đó cuối cùng đã cho tôi cơ hội dứt áo ra đi và củng cố quyết định đăng ký học đầy đủ một năm đào tạo để trở thành một life coach chuyên nghiệp, chuyên về trí tuệ cảm xúc và đào tạo chuyển hóa. Tôi đã quay lưng dấn bước, và từ đó cuộc đời tôi đã hoàn toàn bước sang trang mới!

Năm 2017 đầy thử thách và khó khăn, nhưng cũng là năm chuyển hóa tuyệt vời của cá nhân tôi. Tôi ở trong bệnh viện vào tuần đầu tiên của tháng Giêng, dõi theo chồng mình chiến đấu giữa sự sống và cái chết. Tuần đầu tiên đầy lo lắng và bất an khi bác sĩ tiến hành hàng loạt xét nghiệm. Ung thư và lao đã được loại trừ, thật là nhẹ người! Nhưng bác sĩ vẫn không thể tìm ra loại vi khuẩn nào đã gây ra một ổ áp xe lớn trong phổi của anh ấy. Tuần thứ hai và tuần thứ ba tiếp tục với nhiều thêm các xét nghiệm và các triệu chứng nghiêm trọng. Chồng tôi chỉ còn mình da bọc xương. Tôi tiếp tục cầu nguyện mãnh liệt!

Một lần, anh nói tôi mang laptop vào phòng bệnh và chúng tôi đã thảo luận về việc kế nhiệm. Nếu anh ấy không thể qua khỏi, thì tôi sẽ phải tiếp tục duy trì các hoạt động của tổ chức phi lợi nhuận mà anh đã thành lập 12 năm trước. Nước mắt chảy dài trên mặt khi tôi gõ những hướng dẫn, mật khẩu, email và thông tin từ chồng tôi. Anh vẫn bình tĩnh và tập trung với giọng nói yếu ớt. Thật là một trải nghiệm khốc liệt!

Tôi đã nương vào vào lăng kính GRACE của lòng biết ơn để đi qua những ngày đó. Tôi tập trung vào sự cải thiện của chồng tôi - từng ngày, từng ngày, qua việc ghi nhật ký biết ơn, tập trung vào sự chuyển biến của anh, chúc mừng những tiến triển nhỏ, và thông qua thiền tập yêu thương bốn mươi lăm phút mỗi ngày để kết nối với bản thể tốt nhất của mình và tập trung cầu nguyện. Sự tĩnh tâm đã giúp tôi dấn bước mỗi ngày, tiếp tục những công việc thường nhật khi chạy qua chạy lại giữa nhà và bệnh viện. Nếu là tôi một vài năm trước khi còn chưa thực hành GRACE, có lẽ tôi đã phải trải qua một cơn hoảng loạn vì lo lắng. Thật là ngạc nhiên, tôi đã bước qua giai đoạn này với một cảm giác bình yên và yêu thương kỳ diệu. Tôi đến bệnh viện mỗi ngày với trái tim mang đầy lòng biết ơn. Một lần, những người bạn thân đến thăm chúng tôi trong phòng cấp cứu sau khi chồng tôi phải vào đây lần thứ hai. Lúc hết giờ thăm, khi chúng tôi bước ra ngoài, họ ôm lấy tôi rồi nói "Anhlan, ước rằng tôi có thể đỡ bớt gánh nặng cho bạn." Ngạc nhiên, tôi hỏi anh "Gánh nặng nào cơ?" Bằng cách nào đó, qua thực hành GRACE, tôi không bao giờ, dù thoáng nghĩ rằng toàn bộ trải nghiệm này có thể coi là một gánh nặng đối với mình. Khi chúng ta dành trái tim mình để tập trung thật nhiều vào người mình yêu thương, ta quên đi bản thân mình và thực sự sống trong một trạng thái yêu thương, loại bỏ tất cả những cảm xúc tiêu cực và cảm giác gian khó. Suy nghĩ và cảm xúc của tôi đã thực sự được chuyển hóa nhờ GRACE!

Bạn sẽ cảm thấy thế nào nếu người gần gũi nhất với bạn, người mà bạn yêu thương tha thiết, nói với bạn rằng anh ấy có thể sẽ ra đi và bạn cần chuẩn bị tinh thần khi anh ấy không còn trên đời? Trong đời tôi chưa bao giờ cầu nguyện nhiều đến thế. Tôi đã hoàn toàn nhờ Đấng toàn năng và để GRACE của Ơn Trên dẫn lối cho tôi vượt qua những tháng ngày khó khăn đó. Tiếp đó, trong thời gian chồng tôi nằm viện, tôi nhận được tin rằng mẹ tôi, đang được chăm sóc tại một viện dưỡng lão ở Canada, đã bị ngã. Tôi không ngờ rằng đó là dấu hiệu của một thử thách nữa đang chờ đợi mình. Trong khi đó, một phép màu đã xảy ra ở bệnh viện: lần đầu tiên tôi được trải nghiệm sức mạnh nhiệm màu của sự cầu nguyện và niềm tin. Chồng tôi đã hồi phục và chúng tôi được về nhà, dù anh sẽ phải dùng thuốc kháng sinh thêm 3 tuần nữa.

Tuy nhiên, thách thức còn chưa dừng ở đó. Người mẹ thân yêu nhất của tôi đã qua đời vào đầu tháng Ba. Tôi không còn cảm giác về thời gian. Tôi đã liên tục bay qua bay lại giữa Toronto và Houston để ở bên những người thân yêu của mình ở cả hai thành phố. Ở Toronto, tôi đã cùng các anh chị em chịu tang mẹ với niềm tiếc nuối sâu sắc rằng tôi đã không đến thăm mẹ vào sinh nhật cuối cùng của bà trên cõi trần, vì còn bận ở bên chồng. Người cha 88 tuổi của tôi đã hoàn toàn suy sụp sau sự ra đi của mẹ tôi. Tôi đã làm tất cả những gì có thể để giữ kết nối với bố và chăm sóc chồng, cứ một tuần ở Canada, rồi một tuần ở Houston.

Khi đó thời gian dường như không còn ý nghĩa. Tôi chưa sẵn sàng đối mặt với tình trạng của bố trong khi còn đang vô cùng buồn đau vì sự ra đi của mẹ. "Đừng mà, ba ơi! Ba không thể rời bỏ chúng con lúc này! Chúng ta còn phải thực hiện chuyến đi Pháp để thăm anh em họ hàng như ba hằng mơ tới! Ba ơi xin hãy nghe con! Xin đừng rời bỏ chúng con! Ba đã dành trọn vẹn 10 năm để lo cho mẹ, giờ là lúc ba được nghỉ ngơi và an hưởng tuổi già! Con cầu xin ba!"

Mặc cho chúng tôi cầu xin bố hãy bình tâm lại, ông đã mất đi tình yêu trong đời. Chỉ sáu tuần sau khi mẹ ra đi, tôi bay trở lại Canada và lái xe thẳng đến phòng cấp cứu trong bệnh viện để chứng kiến cảnh bố tôi trút hơi thở cuối cùng. Đây là quãng thời gian đau khổ nhất mà tôi từng trải qua trong đời. Không có ngôn từ nào đủ để diễn tả nỗi đau đớn của tôi khi tôi quỳ xuống bên cạnh giường bệnh của cha, cầu nguyện khẩn thiết, trong khi nước mắt chảy dài trên má. Trái tim tôi đã hoàn toàn tan vỡ. Cảm giác như ai đó đã đâm một con dao vào trái tim tôi và cắt nó ra làm đôi! Làm sao tôi có thể gượng dậy sau nỗi buồn đau thương tiếc khôn cùng này?

Nếu là tôi vài năm trước khi không thực hành GRACE, tôi sẽ hoàn toàn tuyệt vọng, và có lẽ sẽ bỏ mặc mọi thứ vào lúc này. Nhưng tôi đã nương vào GRACE, cùng với thông qua thiền định, cầu nguyện và thực sự thực hành tinh thần trách nhiệm với chính bản thân mình, tôi đã tìm lại can đảm để tiếp tục các chương trình học trực tuyến cùng toàn bộ những bổn phận xã hội và dự án khác mà tôi đang đảm nhiệm vào thời điểm đó cho tổ chức phi lợi nhuận mà tôi đang làm. Tôi tiếp tục tất cả các chuyến công tác đã lên kế hoạch và thực sự đã hoàn thành mọi mục tiêu mà bản thân đặt ra vào đầu năm 2017 cho tổ chức phi lợi nhuận mà tôi phục vụ. Tôi còn nhớ buổi dạ tiệc huy hoàng của DAR (Daughters of American Revolution), khi tôi được trao huy chương Medal of Honor for Americanism cho sự nghiệp phục vụ cộng đồng. Sự kiện đó diễn ra chỉ một tuần sau đám tang của mẹ tôi ở Canada. Tôi đã có một bài phát biểu nhận giải rất cảm động và nhận được sự hoan nghênh nhiệt liệt từ cử tọa 700 người. Trái tim tôi còn đang tan vỡ, nhưng tôi đã tìm được một cảm giác bình yên vô tận khi nói lên những lời đó, bởi vì tôi đã được nương tựa ở GRACE.

Tôi vẫn vào lớp học Coach Training Tele-class (chương trình đào tạo chuyên nghiệp mà tôi đã tham gia) từ nhà quàn sau tang lễ của mẹ. Sáu tuần sau, tôi lại vào lớp vẫn từ nhà quàn đó, nhưng lần này là sau lễ tang của cha tôi. Tôi đã ở tận cùng của đau buồn và sầu khổ. Tôi cảm thấy mình đang rơi vào một hố sâu tuyệt vọng không có lối thoát. Tối hôm đó, một trong những huấn luyện viên bậc thầy đã dạy chúng tôi một lộ trình có tên là "Chuyển hóa Khổ đau thành Ánh sáng!" và mời một tình nguyện viên tham gia một buổi huấn luyện demo. Tôi giơ tay ngay lập tức, và trong vòng 25 phút, ông đã trình diễn bản demo đẹp nhất hướng dẫn tôi từ trạng thái thẳm sâu tuyệt vọng trở thành một điều gì đó đẹp đẽ và đầy hy vọng. Nó đã giúp tôi nhận ra sức mạnh của việc coaching và củng cố sự trân trọng của tôi đối với nghề mà tôi sẽ theo đuổi suốt đời: một người life coach chuyên nghiệp.

Bạn sẽ cảm thấy như thế nào nếu đột nhiên bạn bị mất việc làm, mất đi nguồn thu nhập ổn định và dư dả, người bạn đời của bạn phải nhập viện, và người mẹ thân yêu của bạn qua đời, ngay sau đó là cái chết của cha bạn? Bạn đã bao giờ trải qua những tổn thất lớn lao, và có cảm giác như mọi thứ đang chống lại mình? Không chỉ riêng bạn đâu. Tôi cũng vậy, trong chính hoàn cảnh đó vào đầu năm 2017. Nhờ thực hành GRACE, tôi đã tìm thấy ý nghĩa mới trong một năm đầy biến động đó và vươn lên trước thử thách, chuyển mình lột kén thành một chú bướm và trở nên một phiên bản tốt hơn rất nhiều của chính mình đến mức tôi không bao giờ có thể tưởng tượng được là điều đó có thể xảy ra. Cuộc hành trình trong bốn năm qua là sự chuyển hóa bản thân sâu sắc nhất, vì tôi quyết định dành trọn đời mình cho một sứ mệnh duy nhất: hợp nhất công việc với niềm đam mê và sống trọn vẹn với GRACE.

Bằng cách sử dụng lăng kính GRACE để nhìn nhận từng thử thách đến với mình, tôi có thể tìm thấy phước lành để có thể chấp nhận mọi khó khăn. Việc ghi nhật ký biết ơn đã giúp tôi tập trung vào những ân sủng hình như được che dấu trong mỗi điều thử thách. Ý nghĩa của mỗi thử thách là để tiếp thêm cho tôi nghị lực vươn lên vượt qua chính thử thách đó và theo đuổi ước mơ của mình mỗi ngày. Sống với GRACE đã giúp tôi sống tốt đẹp hơn mỗi ngày. Những mối quan hệ sâu sắc được vun bồi, những cánh cửa mới được mở ra, những cơ hội xuất hiện, và trước khi tôi nhận ra điều đó, cuộc sống của tôi đã được chuyển hóa một cách đẹp đẽ lạ thường thông qua việc thực hành và ứng dụng GRACE.

Tôi đã có thể tìm thấy niềm vui và hạnh phúc trong mọi khoảnh khắc của cuộc sống khi tôi kiên định hướng tới việc trở thành một phiên bản tốt hơn của chính mình mỗi ngày. Thông qua việc thực hành các giá trị GRACE, tôi dành trọn trái tim để sống, yêu thương, lãnh đạo, và loại bỏ tất cả những căng thẳng và lo lắng thường trực đã ăn sâu vào tâm trí từ những ngày còn làm việc trong thế giới cơm áo gạo tiền. Tôi đang sống cuộc đời đẹp nhất trong từng khoảnh khắc, sống có mục đích và biết ơn mọi thứ xảy đến với cuộc đời mình, kể cả những trải nghiệm đau đớn nhất mà tôi gặp phải. Tôi đã chứng nghiệm sức mạnh của việc thực hành GRACE và cách nó giúp tôi đối mặt với mọi trở ngại và khó khăn trong cuộc sống. Tôi muốn chia sẻ những trải nghiệm này với bạn để bạn cũng làm được như thế với cuộc sống của mình. Bằng việc thực hành GRACE và phát triển thói quen hàng ngày áp dụng triệt để GRACE cho mỗi quyết định đưa ra, cuộc đời bạn sẽ hoàn toàn được chuyển hóa và bạn sẽ khám phá ra một phiên bản tốt hơn của chính mình mà bạn còn không hình dung ra là mình có thể trở thành.

Khi tôi viết cuốn sách này, cả thế giới đang phải đối mặt với một đại dịch đã ảnh hưởng đến mọi người trên hành tinh này: Rất nhiều người đã bị trầm cảm và xu hướng này tiếp tục gia tăng khi mọi người phải đương đầu với nỗi sợ hãi, lo lắng, sự cách ly, mất đi lối sống bình thường và mất việc làm do suy thoái kinh tế.

Hơn bao giờ hết, tôi cảm thấy một sự thôi thúc mãnh liệt rằng cần chia sẻ thông điệp truyền lửa của

GRACE để nâng cao sự tỉnh thức của con người và giúp độc giả kết nối với nguồn sức mạnh diệu kỳ bên trong chính mình để đối phó với đại dịch và mọi nghịch cảnh gặp phải. Tôi hy vọng rằng cuốn sách nhỏ này sẽ mở ra cánh cửa để bạn kết nối với bản thể tốt nhất của mình, và bạn sẽ trở nên một con người quật cường khi đương đầu với mọi thử thách và trở ngại trong cuộc sống.

Chương 2: GRACE LÀ GÌ?

Khi nghĩ đến danh từ GRACE theo Anh ngữ, ta thường có cảm giác yên bình, tươi đẹp và phước lành từ Đức Chúa Trời. Theo từ điển tiếng Anh Oxford, GRACE có nghĩa là lịch lãm, đĩnh đạc, khéo léo và quyến rũ. Nó cũng biểu hiện chuyển động uyển chuyển và quyến rũ mà một nghệ sĩ, vũ công hoặc đội thể thao trình diễn trong các hoạt động thể chất. Vì vậy, khi chúng ta sử dụng từ "GRACE", nó mang ý nghĩa về những điều đẹp đẽ khác nhau đối với những người khác nhau.

Đối với tôi, GRACE là món quà của chính trái tim chúng ta đang đập để giúp ta tồn tại. GRACE là năng lượng giúp mang lại sự sống. GRACE là tình yêu thương phát xuất từ trái tim, vốn đã tồn tại trong ta. GRACE còn là sự thăng trầm theo chu kỳ của dòng sông cuộc đời mà mỗi chúng ta tắm mình trong đó. Nó mang lại cho chúng ta sức mạnh cùng hy vọng khi nước lớn, và niềm vui cùng hạnh phúc khi nước trôi hiền hòa. GRACE thực sự là vẻ đẹp của cuộc sống dành cho nhân loại. Được làm người là một món quà tuyệt vời của GRACE mà mỗi chúng ta được ban tặng từ lúc mới sinh ra, và chúng ta có quyền lựa chọn để gìn giữ nó và tôn vinh nó trong suốt cuộc đời mình.

Trong cuốn sách này, GRACE là một tập hợp năm giá trị mạnh mẽ: Lòng Biết ơn - Sự Tôn trọng -

Tinh thần Trách nhiệm - Lòng Can đảm - Tinh thần Dấn thân-Nối kết. Năm giá trị này đầu tiên được hình thành bởi New Moon Foundation với 5 chữ viết tắt của G.R.A.C.E. cho 5 giá trị Gratitude (Lòng biết ơn) – Respect (Sự tôn trọng) – Accountability (Tinh thần Trách nhiệm) – Courage (Lòng can đảm) – Engagement (Tinh thần Dấn thân Nối kết). Tôi đã áp dụng năm giá trị này và kết hợp chúng với mô hình năng lực trí tuệ cảm xúc và các chiến lược lãnh đạo bản thân để tạo ra một bộ khung chương trình khả dụng, để khi được thực hành thường xuyên, chúng ta có thể sống một cuộc đời tràn đầy niềm vui, ý nghĩa và trọn vẹn.

Bằng cách thực hành và tích hợp năm giá trị này vào các hoạt động của đời sống thường ngày, chúng ta có thể sống cuộc đời mình với thật nhiều niềm vui, hạnh phúc và sự viên mãn ngay hôm nay. Tôi có thể chứng nghiệm điều đó, vì tôi vẫn đang là một người học và thực hành GRACE khi mà nó tiếp tục làm thay đổi cuộc sống của tôi.

Lòng Biết ơn là sự trân trọng sâu sắc đối với cuộc sống nói chung. Cảm giác biết ơn sâu sắc nhất là đối với chính mình, đánh giá cao con người của bạn, bạn đến từ đâu và làm thế nào bạn có được ngày hôm nay. Thực hành lòng biết ơn một cách chủ động mỗi ngày sẽ giúp chúng ta có được những niềm vui nho nhỏ trong cuộc sống thường nhật.

Sự Tôn trọng là sự nhìn nhận và tinh thần cởi mở với bản thân và với người khác, chấp nhận những niềm tin, văn hóa và quan điểm có thể khác với của ta. Thực hành Sự Tôn trọng bắt đầu bằng việc tôn trọng bản thân, tôn trọng người khác và tôn trọng môi trường. Thực hành lòng biết ơn và sự tôn trọng sẽ giúp cải thiện mối quan hệ của bạn với bất kỳ ai mà bạn tiếp xúc.

Tinh thần Trách nhiệm là nhận trách nhiệm với toàn bộ những suy nghĩ, cảm xúc và hành động của chính mình. Dù bạn đang ở trong hoàn cảnh nào đi nữa, bạn luôn có quyền lựa chọn loại phản ứng mà mình muốn có đối với tình huống đó và loại trải nghiệm bạn muốn tạo ra cho bản thân và những người thân yêu của mình. Tinh thần trách nhiệm có nghĩa là luôn chọn cách thể hiện tốt nhất vào mọi thời điểm của cuộc sống và cho phép bản thân làm điều đúng đắn.

Nhưng làm điều đúng đắn đôi khi rất khó, và chúng ta cần giá trị thứ tư để vượt qua nỗi sợ và sự chây lười của chính mình, giá trị đó là Lòng Can đảm. Thực hành lòng can đảm không có nghĩa là bạn không biết sợ gì cả. Nhưng nó cung cấp cho bạn sức mạnh để đối mặt với nỗi sợ của chính mình và vượt qua chúng bằng mọi cách.

Cuối cùng, Tinh thần Dấn thân-Nối kết là sự chủ tâm cống hiến những gì tốt đẹp nhất cho đời để ta có thể giúp ích cho cộng đồng mình và môi trường thiên nhiên xung quanh mình. Dấn thân-Nối kết chủ yếu là về sự kết nối, kết nối với bản thân ta (tự yêu thương bản thân), kết nối với người khác

21

(Sự Thấu cảm) và kết nối với môi trường thiên nhiên. Bằng cách tạo dựng lăng kính GRACE và đưa ra các lựa chọn sử dụng khung tư duy GRACE, bạn sẽ bắt đầu trải nghiệm sự chuyển biến trong cuộc sống của mình. Bạn sẽ trở nên tháo vát hơn, hạnh phúc hơn, điềm tĩnh hơn, có bản lĩnh hơn và bạn sẽ luôn mang đến ánh sáng của niềm vui, hạnh phúc và lòng biết ơn với mọi điều và mọi người mà bạn tiếp xúc. Vậy thì, hãy nói về năm giá trị GRACE và bắt đầu với sự chuyển hóa của bạn!

Chương 3: LÒNG BIẾT ƠN

"Thông thường, chúng ta hầu như không nhận ra rằng mình nhận được nhiều hơn những gì cho đi, và chỉ với lòng biết ơn thì cuộc sống mới trở nên đủ đầy."

*~ **Dietrich Bonhoeffer***

Biết ơn là sự trân quý cuộc sống dưới mọi hình thức, quý trọng cả những món quà và bài học mà nó mang lại. Chúng ta đang sống trong một xã hội rất bận rộn, và đôi khi ta rất dễ quên đi những phước lành mà mình có được trong cuộc đời: ta là ai, ta đến từ đâu và cơ duyên màu nhiệm nào khiến ta hiện diện trên thế giới này. Một nhà khoa học đã tiến hành phân tích để đưa ra xác suất của một người được hiện hữu trên thế giới này, và cơ hội theo tính toán là xấp xỉ một trên 400 nghìn tỷ [1]. Được hiện diện trên thế giới này, ta đã thắng cơ hội có tỉ lệ một trên 400 nghìn tỷ để sinh ra làm người, điều đó thật quý giá biết bao?

Thực hành lòng biết ơn là dành thời gian để nhận thức sâu sắc bản thân với tư cách là một con người, cùng tất cả những phước lành đã nhận được từ khi sinh ra để trở thành ta như ngày hôm nay. Cha mẹ, người chăm sóc, gia đình, bạn bè, thầy cô và đồng nghiệp đã dành vô vàn nỗ lực để hỗ trợ chúng ta trong suốt hành trình cuộc đời cho đến nay. Việc đếm những điều may mắn đó giúp chúng ta nhận ra sự đủ đầy mà ta vốn đã có được trên thế giới này.

Thông thường thì chúng ta có từ 50.000 đến 70.000 suy nghĩ mỗi ngày, 90% trong số đó là giống như của ngày hôm trước. Những suy nghĩ này thường tập trung vào những điều tiêu cực trong cuộc sống. Chúng ta thường bị che mắt bởi quá nhiều điều tiêu cực đến nỗi không nhìn ra những phước lành có đầy quanh mình. Phước lành của ánh mặt trời, các bốn mùa nối tiếp nhau, có một gia đình thân yêu, những mối quan hệ tuyệt vời với bạn bè và gia đình, và tất cả những điều giản dị, đẹp đẽ diễn trong thiên nhiên quanh mình.

Khoa học đã chứng minh rằng thực hành lòng biết ơn một cách thường xuyên sẽ nâng cao đáng kể tâm trạng vui vẻ và hạnh phúc và chất lượng cuộc sống của chúng ta [2]. Các nhà khoa học thần kinh đã phát hiện ra rằng khi một người thực hành lòng biết ơn, não bộ sẽ tiết ra dopamine và serotonin, những hóa chất quan trọng để mang lại hạnh phúc và tâm trạng tốt cho cơ thể con người [3]. Thật vậy, khi bạn biết ơn về những phước lành mà mình có được trong cuộc sống, bạn sẽ rất khó trở nên trầm cảm. Thực hành lòng biết ơn cũng giúp chúng ta trở nên khiêm tốn và coi trọng những người xung quanh và giữ cho chúng ta có cái nhìn tích cực đúng đắn, đặc biệt là trong những thời điểm khó khăn.

24

Một học viên lớp GRACE của tôi, anh Vũ D., thực hành ghi lại những điều biết ơn mỗi ngày thông qua việc viết nhật ký và chiêm nghiệm. Sau sáu tháng thực hành GRACE, anh được chẩn đoán mắc bệnh viêm gan B và phải nhập viện trong vài tuần. Trong những tuần được điều trị, anh được xếp vào phòng với ba bệnh nhân khác. Mặc dù tình trạng của anh ấy là tồi tệ nhất so với ba người này, anh vẫn luôn mỉm cười, tán chuyện vui vẻ với họ. Anh ấy đã mang năng lượng tích cực vào phòng đến nỗi tinh thần của tất cả các bệnh nhân khác trong cùng phòng đó được nâng lên. Họ sớm biết được rằng tình trạng bệnh của anh ấy là nặng nhất. Họ đã rất ngạc nhiên và hỏi: "Anh bị bệnh nặng nhất phòng, sao anh cứ vui cười suốt ngày thế?" và câu trả lời của anh ấy là, rất đơn giản, "Vì tôi biết ơn là mình vẫn còn sống và tôi đang được điều trị cho khỏe lại." Thái độ biết ơn đối với cuộc sống sẽ mang lại cho bạn sự bình an, vui vẻ và hạnh phúc, bất chấp hoàn cảnh của bạn có ra sao.

Thực hành lòng biết ơn đối với môi trường tự nhiên và hành tinh mà chúng ta rất may mắn đang sống trên đó sẽ giúp chúng ta biết trân trọng mối tương thuộc giữa người với người. Nó cũng sẽ giúp chúng ta có ý thức hơn trong việc loại trừ càng nhiều càng tốt bất cứ sự lãng phí tài nguyên thiên nhiên nào.

Chương 4: SỰ TÔN TRỌNG

Khi bạn thực hành lòng biết ơn, bạn sẽ có cảm giác tôn trọng người khác.

*~ **Dalai Lama***

Từ "Respect [Tôn trọng]" bắt nguồn từ chữ "Respectus" trong tiếng Latinh, có nghĩa là sự chú tâm, quan tâm hoặc lưu tâm. Tôn trọng là sự thực hành nhận thức và cởi mở với người khác, với những ý tưởng mới và những quan điểm khác với ta. Sự tôn trọng là nền tảng cần thiết để hình thành bất kỳ mối quan hệ nào. Mối quan hệ với chính mình là với căn tính mỗi người, và mối quan hệ với người khác là sự liên lập giữa các cá nhân với nhau. Mối quan hệ trong cuộc sống của chúng ta là thành phần chủ đạo tạo cho chúng ta đời sống tốt đẹp và hạnh phúc, như rất nhiều nhà xã hội học đã chỉ ra trong nghiên cứu của họ [4] (Grant & Glueck's longitudinal study). Thực hành sự tôn trọng bao gồm tôn trọng bản thân, tôn trọng người khác và tôn trọng môi trường.

Khía cạnh quan trọng nhất của sự tôn trọng là tôn trọng chính bản thân mình. Làm sao có thể mong đợi người khác tôn trọng ta nếu chúng ta thậm chí không tôn trọng chính mình? Rèn luyện lòng tự trọng là biết rõ những giá trị nào là quan trọng trong cuộc đời bạn và thực sự sống theo những giá trị này. Tự trọng giúp người khác nhìn nhận bạn và đối xử với bạn một cách có phẩm giá. Rèn luyện lòng tự trọng dẫn đến một ý thức mạnh mẽ về giá trị bản thân, sự tự tin vững vàng để sống trong đời. Tự trọng giúp chúng ta làm những điều đúng đắn hoặc làm những điều mà ta cảm thấy là đúng, trong khi không làm bất cứ điều gì có hại cho thân thể hoặc tinh thần của mình.

Tôn trọng người khác là cởi mở với quan điểm của ai đó khác với quan điểm của mình, nhận thức được sự khác biệt của người khác và hiểu cách mà họ nhìn nhận vấn đề. Thực hành sự thấu cảm, để chúng ta có thể lắng nghe bằng đôi tai của người khác, nhìn bằng đôi mắt của người khác và cảm nhận bằng trái tim của người khác. Khi thực hành lòng biết ơn, ta sẽ tích lũy được đủ nguồn năng lượng để chú tâm lắng nghe đối phương với sự tôn trọng. Lắng nghe thấu cảm tích cực là chiến lược quan trọng giúp chúng ta rèn luyện sự tôn trọng trong giao tiếp với mọi người. Tôn trọng người khác cũng có nghĩa là tuân theo nguyên tắc vàng rằng "không làm những điều mà bạn không muốn người khác làm với mình."

Một hình thức tôn trọng khác rất quan trọng hiện nay là sự tôn trọng đối với môi trường. Loài người đã sống trên trái đất này được hơn 200.000 năm, và những biến đổi khí hậu gần đây đã rung hồi chuông cảnh tỉnh rằng chúng ta có lẽ đã đi quá xa trong việc tác động tiêu cực đến trái đất, bằng cách tạo ra một lượng khổng lồ rác thải, ô nhiễm môi trường, các chất độc hại và hệ quả khôn lường của việc sử dụng phổ biến nhiên liệu hóa thạch của các ngành công nghiệp khác nhau. Tôn trọng môi trường có thể được thực hiện bằng cách đơn giản như giảm thiểu chất thải mà ta tạo ra và lưu tâm đến tất cả những nguồn tài nguyên thiên nhiên mà ta đang sử dụng để không lãng phí chúng.

Một khái niệm quan trọng khác về sự tôn trọng là sự tôn trọng phải được xem như một con đường hai chiều. Nó phải có sự qua lại, và đi kèm với trách nhiệm thấu hiểu về bản thân và về người khác. Đó là nguyên tắc căn bản có đi có lại trong quan hệ giữa người với người. Dù ta không thể kiểm soát cách người khác đối xử với mình, nhưng ta luôn có thể kiểm soát cách mà mình đối xử với người khác. Nó bắt đầu với sự chủ tâm thực tập sự đồng cảm đối với người khác, và việc thực hành sự tôn trọng đó sẽ tạo nên một sự đổi thay tích cực nơi người mà chúng ta tương tác.

Tôi sẽ luôn nhớ tới một bài học tuyệt vời từ những ngày tôi còn làm công việc tư vấn, khi tôi tư vấn IT cho một công ty tài chính lớn ở Houston, Texas. Tôi đã lãnh đạo một nhóm 10 chuyên gia tư vấn cho một dự án lớn của khách hàng lớn này và đã có những trải nghiệm tuyệt vời cho đến khi công ty thuê một người quản lý mới, "Dan." Dan đảm nhiệm vai trò là người liên lạc kỹ thuật giữa công ty khách hàng và tôi, với tư cách là trưởng nhóm của công ty tư vấn. Dan đã khiến cuộc sống của tôi trở nên khốn khổ, đến mức tôi quyết định phải bỏ việc. Tôi đã chia sẻ sự việc đau đầu này với sếp của mình, khi đó là Giám đốc Điều hành của công ty tư vấn. Ông đã cho tôi một buổi coach tuyệt vời làm thay đổi cuộc đời.

Ông nói chuyện với Jack, quản lý của Dan, để sắp xếp một cuộc gặp mặt cho bốn người chúng tôi. Trước khi bước vào cuộc họp, sếp yêu cầu tôi làm những điều sau: dành sự chủ tâm trong giờ đầu tiên cho việc tập trung lắng nghe những gì Dan cảm nhận về tôi và công việc của tôi, gạt sang một bên những cảm xúc và cơn giận của mình, mà chỉ tập trung vào việc thấu hiểu những gì Dan nói, ghi chép lại tất cả những điều tiếp thu được và trình bày lại với Dan để đảm bảo rằng tôi hiểu chính xác ý của anh và ghi nhận bất kỳ cảm xúc/nỗi đau nào theo Dan cảm nhận, bất chấp tôi cảm thấy điều đó có đúng hay là không. Mục đích của cả một tiếng đồng hồ đó là để hiểu luồng suy nghĩ, những cảm xúc và nhận thức của Dan về mối quan hệ công việc của chúng tôi. Đó thực sự là một lần thực hành sự tôn trọng thông qua việc lắng nghe thấu cảm tích cực.

Chúng tôi đã dành hai giờ đầu tiên với Dan để trò chuyện về tất cả những cảm giác, cảm xúc và nỗi ấm ức mà anh ấy đã trải qua trong thời gian chúng tôi làm việc cùng nhau. Vì chuẩn bị trước, tôi đã có thể giữ bình tĩnh, tôn trọng và kiềm chế cảm xúc khi nghe lời buộc tội của anh ấy về hành động của tôi. Việc thực tập lần này đã thực sự mở mắt

29

cho tôi. Vì tôi bình tĩnh và tập trung vào việc thấu hiểu anh ấy, tôi đã có thể thấy được anh cảm thấy thế nào và hoàn toàn ngạc nhiên về việc anh ấy có thể nghĩ rằng một số hành động bình thường mà tôi đã thực hiện là thiếu tôn trọng đối với anh ấy. Tôi đã ghi chép lại để có thể giải thích hành động của mình với anh ấy, nhưng sự điều chỉnh trong thái độ của tôi đối với những chia sẻ của anh ấy thực sự là một yếu tố vô cùng quan trọng. Anh đến cuộc gặp mặt với tinh thần 'sẵn sàng chiến đấu cao'. Nhưng sau một giờ đối thoại, sau khi anh ấy đã chia sẻ tất cả những nỗi bực bội của anh khi làm việc cùng tôi và nhận ra sự tiếp thu không phản ứng của tôi đối với những gì anh nói, anh ấy đã trở nên nhẹ lòng hơn nhiều. Anh cảm nhận được sự tôn trọng mà tôi dành cho anh, và điều đó khiến anh cảm thấy lần đầu tiên mình được lắng nghe.

Đến lượt tôi nói, Dan mang một tâm trạng rất khác, sẵn sàng nghe những điều tôi giải thích. Chúng tôi đã đi đến thống nhất những cách thức hiệu quả để xử lý những tác nhân gây xung đột. Sau cuộc họp, chúng tôi áp dụng những gì đã thống nhất, và nó đã thay đổi hoàn toàn động lực trong mối quan hệ công việc của chúng tôi. Sau một năm, chúng tôi trở thành những người bạn thân thiết, và đến tận khi đó, tôi mới biết rằng anh ấy vừa mới ly hôn khi gia nhập công ty. Đó rõ ràng là một khoảng thời gian khó khăn trong cuộc đời anh ấy, và điều đó giải thích rất nhiều về hành vi của anh khi đó.

Tôi đã học được một bài học lớn từ trải nghiệm lần này. Bằng cách thực hành sự tôn trọng và lắng nghe thấu cảm, chúng ta sẽ có thể chấp nhận, hiểu và tha thứ cho người khác bởi vì chúng ta có thể không biết bức tranh toàn cảnh ở phía bên kia. Thực hành sự tôn trọng giúp chúng ta làm sâu sắc hơn mối quan hệ với tất cả mọi người trong cuộc đời mình.

Chương 5: TINH THẦN TRÁCH NHIỆM

Tinh thần trách nhiệm là chất keo gắn sự cam kết của ta thành hình hài thực tế.

~ *Will Craig*

Khi một người thực hành lòng biết ơn và sự tôn trọng, điều đó sẽ dẫn đến việc thực hành tinh thần trách nhiệm. Đây là giá trị quan trọng nhất trong các giá trị GRACE để giúp hình thành bản sắc của chính chúng ta. Tinh thần trách nhiệm có nghĩa là chúng ta chịu trách nhiệm 100% về những suy nghĩ, cảm xúc và hành động của chính mình để định hình những trải nghiệm sống của bản thân, bất kể thực tại ra sao.

Là con người, mỗi chúng ta đều có một lối riêng để bước vào thế giới này, cái được định hình bởi một cách nghĩ nhất định thông qua ảnh hưởng của gia đình, văn hóa và xã hội mà ta sống trong đó. Tuy nhiên, với tư cách là người lãnh đạo của bản thân, ta phải có trách nhiệm đối với cuộc sống của chính ta bằng cách đặt ra những mục tiêu, tìm ra mục đích của cuộc đời mình và có trách nhiệm biến nó thành hiện thực. Khả năng lãnh đạo bản thân là cơ sở đưa ta đến một cấp độ cao hơn của thuật lãnh đạo. Thuật lãnh đạo bắt đầu từ con người trong mỗi chúng ta. Một nhà lãnh đạo không chỉ phải chịu trách nhiệm về hành động của mình mà còn phải chịu trách nhiệm về những sự việc và sự kiện bất ngờ xảy ra trong cuộc sống của mình. Cho dù đôi khi chúng ta không thể thay đổi hoàn cảnh mang đến cho mình, thì chúng ta luôn có thể nhận trách nhiệm về loại phản ứng của ta đối với hoàn cảnh đó. "Cuộc sống bắt đầu khi bạn hành động!" như Mary Anne Radmacher khẳng định. Hãy chịu trách nhiệm về hành động của chính bạn để làm cho mọi thứ vận hành nhằm đạt được mục tiêu của mình. Mỗi ngày, chúng ta có quyền lựa chọn cách dành 86.400 giây đồng hồ trong ngày cho những quyết định tốt nhất mà ta có thể. Hãy có trách nhiệm trong việc lựa chọn những suy nghĩ và cảm xúc sẽ giúp bạn có những hành động tích cực trong suốt cả ngày. Mỗi giây, bộ não của bạn nhận được 11 triệu bit thông tin, nhưng nó chỉ có khả năng xử lý 40-50 bit [4]. Hãy lựa chọn một cách khôn ngoan cách sử dụng cái lăng kính 40-50 bit mỗi giây của mình để tập trung vào những suy nghĩ và cảm xúc mà sẽ khiến bạn trở nên người chiến thắng thay vì trở thành nạn nhân. Hãy luôn nhớ rằng, ta chính là kết quả những sự chọn lựa mà ta thực hiện [5].

Để có những lựa chọn đúng đắn trong suốt cả ngày, điều rất quan trọng là chúng ta phải đầu tư thời gian để trả lời những câu hỏi đầy sức mạnh sau đây:

"Tôi là ai?", "Tôi từ đâu đến?", "Tôi đến đây để làm gì?", và "Tôi muốn thành tựu điều gì trong đời để cuối cùng có thể nói rằng tôi có một cuộc sống hạnh phúc và tốt đẹp?"

Tôi tin rằng mỗi chúng ta là duy nhất với tư cách của một con người duy nhất. Tôi là duy nhất! Bạn là duy nhất! Chúng ta phải chủ tâm dành thời giờ để trả lời những câu hỏi trên, hình dung ra cuộc sống tốt nhất mà ta mong muốn trong tương lai và bắt đầu xây dựng một lộ trình để đạt được điều đó thông qua sức mạnh của việc thiết lập mục tiêu. Sống cuộc đời với sự chủ tâm và chú tâm là cách tốt nhất để tôn vinh các giá trị của sự Tự trọng, Tự tôn và Tự chịu trách nhiệm. Sống với GRACE sẽ giúp bạn sống cuộc đời đẹp nhất theo chủ ý của riêng bạn.

Cô Ngô P, một học viên lớp GRACE của tôi, đã tham gia khóa học khi là một bà mẹ đơn thân của hai đứa con nhỏ (một tuổi và ba tuổi). Cô đã có một quá khứ khó khăn và đau buồn, điều thực sự ảnh hưởng đến lối suy nghĩ của cô. Sau một tuần học về Tinh thần Trách nhiệm, cô ấy đã quyết định thay đổi thái độ của mình. Cô thực sự đã có sẵn sức mạnh đó bên trong, nhưng phần lớn thời gian cô bị mắc kẹt trong suy nghĩ tiêu cực rằng cô là nạn nhân của hoàn cảnh. Cô bị ngược đãi khi còn nhỏ, và nỗi đau đó đã đeo bám cô đến tận lúc trưởng thành. Cuộc hôn nhân thất bại cũng lại một lần nữa cho thấy khung tư duy "nạn nhân" trong suy nghĩ của cô. Nhưng vào ngày cô ấy quyết định giành lại quyền làm chủ cuộc sống của mình với GRACE, cô đã viết cho tôi "đó là quyết định tuyệt vời nhất mà em thực hiện trong đời, em cảm thấy mình được truyền sức mạnh để dựa vào chính mình mà giành lại quyền kiểm soát cuộc đời mình, bắt đầu từ những suy nghĩ và cảm xúc của em về bản thân và về những thứ xung quanh."

Sau đây là trích đoạn chia sẻ của cô:

Bài học về tinh thần trách nhiệm là một tiếng chuông tỉnh thức dành cho em, nó giúp em nhận ra rằng mình cần phải có trách nhiệm với cuộc sống của chính mình và cần phải khôn ngoan hơn trong việc lựa chọn những suy nghĩ và hành động mang lại lợi ích cho mình, chứ không phải để thỏa mãn niềm đau khổ trong lòng. Em nhận ra rằng sự tự chủ là chìa khóa để em giành lại cuộc đời. Em thôi phàn nàn, học cách ngừng tự nói những điều tiêu cực và ngừng đổ lỗi cho ngoại cảnh. Em quyết định chịu trách nhiệm 100% cho cuộc sống của mình và cảm giác đó thật là mạnh mẽ, nó thúc đẩy em hành động. Thực hành tinh thần trách nhiệm đã giúp em tập trung vào những giải pháp hơn là các vấn đề, làm việc với người khác và đề nghị sự giúp đỡ khi cần để giải quyết vấn đề của bản thân, tha thứ cho người khác và chấp nhận những thiếu sót của họ. Kết quả là các mối quan hệ của em với con cái, chồng cũ và đồng nghiệp đều được cải thiện đáng kể.

Thực hành tinh thần trách nhiệm giúp chúng ta luôn sống một cuộc đời có ý nghĩa và mục đích, đồng thời xây dựng mối quan hệ mạnh mẽ và bền

35

chặt với những người thân yêu của chúng ta và với xã hội nói chung. Một người có ý thức mạnh mẽ về tinh thần trách nhiệm là người nhận lấy trách nhiệm về cuộc sống của chính mình và có năng lực kiến tạo nên cuộc đời mà mình muốn sống: một cuộc đời chạm đến đỉnh cao viên mãn.

Chương 6: LÒNG CAN ĐẢM

"Can đảm là biết điều gì không đáng phải sợ."
~ Plato

Từ "can đảm" (courage) bắt nguồn từ chữ *"Coeur"* trong tiếng Pháp, có nghĩa là "trái tim." Lòng can đảm là một giá trị quan trọng đối với đời sống của một con người, cũng như trái tim cũng quan trọng đối với toàn bộ cơ thể. Nếu trái tim không bơm máu đến từng mỗi cơ quan trong cơ thể, chúng ta đương nhiên sẽ chấm dứt cuộc đời. Tương tự, lòng can đảm là giá trị quan trọng cho phép và truyền động lực cho một người tạo ra những thay đổi cần thiết trong cuộc sống của mình. Thông qua việc thực hành Lòng Biết ơn, Sự Tôn trọng và Tinh thần Trách nhiệm, chúng ta đã cam kết trở thành một phiên bản tốt hơn rất nhiều của chính mình trong tương lai. Tuy nhiên, chúng ta cần có lòng can đảm để thực sự đối mặt với nỗi sợ của mình: sợ thất bại, sợ bị từ chối, sợ không được đồng thuận, bất an và lo sợ về điều chưa biết, để thành tựu được những mục tiêu đã đề ra.

Cuộc sống là một loạt những sự kiện và trải nghiệm mà mỗi một chúng ta phải trải qua và từ đó tiếp tục trưởng thành. Để trở nên một phiên bản tốt hơn của chính mình, đôi khi chúng ta phải chấp nhận rủi ro bằng cách ra khỏi vùng an toàn của chính mình và đối diện với những điều chưa biết. Lòng can đảm mang lại cho chúng ta nghị lực và sức mạnh để đối mặt với nỗi sợ và vượt qua chúng một cách thành công. Điều này đòi hỏi chúng ta phải hiểu những nỗi sợ nào đang ngăn cản ta đạt được mục tiêu trong cuộc đời, tại sao ta lại có những nỗi sợ đó, và ta sẽ đạt được điều gì khi chinh phục được những nỗi sợ đó. Nếu chúng ta thực hành lòng biết ơn, sự tôn trọng và tinh thần trách nhiệm, nó sẽ cung cấp cho ta đủ năng lượng và động lực để tích tụ đủ can đảm đối mặt với những nỗi sợ và vượt qua chúng. Nếu không có lòng can đảm, sẽ không có hành động và không có kết quả. Đó là lý do tại sao cách đây 2.500 năm, Plato đã xác quyết rằng Lòng Can đảm là một trong bốn đức tính cốt yếu của con người [6].

Nếu lòng can đảm là một giá trị quan trọng cần rèn luyện như thế, thì người ta cần phải làm gì để rèn luyện nó hàng ngày? Tôi phải thừa nhận rằng thực hành lòng can đảm để một ai đó buộc bản thân thoát ra khỏi vùng an toàn của mình là một trong những điều khó nhất mà con người có thể làm được. Như Tiến sĩ Joe Dispenza đã nói, "95% con người bạn đã được lập trình một cách vô thức khi bạn bước qua tuổi 35." Cá tính, lối suy nghĩ, cảm xúc và hành động của chúng ta đã được định hình dựa trên những kinh nghiệm trong quá khứ. Chúng ta thực sự hành xử một cách tự động dựa trên "chương trình" mà ta đã có trong tiềm thức của mình. Ta cần có sự nỗ lực để nhận thức được những suy nghĩ, cảm xúc và hành động đã bám riết lấy mình và những thay đổi cần thực hiện để những trải nghiệm về cuộc sống của ta được cải thiện. Ta cũng cần cam kết hành động hướng tới sự thay đổi đó. Tất cả bắt đầu bằng việc biết rằng ta là ai, ta hiện hữu nơi đây để làm gì, và ta muốn đạt được điều gì trong cuộc đời này.

Quan trọng nhất, ta phải xác định được những nỗi sợ nằm sâu trong trái tim mình và nhận ra những nỗi sợ này đang ngăn cản ta đạt đến phiên bản tốt hơn của chính mình như thế nào. Nó sẽ đòi hỏi những sự phản tỉnh thường xuyên và thành thật một cách không khoan nhượng với chính mình về lối suy nghĩ và thái độ của ta đối với những nỗi sợ này.

Thực hành lòng can đảm sẽ giúp xây dựng một thái độ tích cực đối với thất bại. Trên bước đường đời, chắc chắn rằng một ngày nào đó chúng ta sẽ gặp phải thất bại, và đó không phải là ngày tận thế. Thomas Edison đã phải mất 10.000 lần để khám phá thành công bóng đèn điện, và câu nói của ông là trường hợp điển hình về việc thực hành lòng can đảm "Tôi không thất bại. Chỉ là tôi đã phát hiện ra 9.999 cách làm không hiệu quả." (Thomas A. Edison).

Thông qua việc thực hành Lòng Can đảm, mỗi lần thất bại chỉ là một bước nữa mà chúng ta phải thực hiện để đạt được thành công trong tương lai.

Bằng cách thực hành lòng biết ơn, sự tôn trọng, tinh thần trách nhiệm và lòng can đảm, chúng ta có thể trang bị cho mình sức mạnh và nghị lực để tin tưởng vào bản thân, nhận thức rõ ràng về điều mà ta muốn thành tựu trong đời, và có đủ năng lượng để tiến bước mỗi ngày với từng phần việc nhỏ khả thi để đạt được mục tiêu mà ta đã đặt ra cho cuộc đời mình.

Tôi muốn chia sẻ với bạn một thông điệp khác từ một trong những học viên GRACE của tôi sau khi cô ấy thực hành giá trị của Lòng Can đảm:

"Trước bài học này, em luôn sợ bị người khác đánh giá và em luôn có nhu cầu được người khác đồng tình. Nỗi sợ và nhu cầu này đã khiến em trở thành một người rất rụt rè, sợ nêu quan điểm của mình.

Sau khi học về Lòng Can đảm và cam kết thực hành nó, em không còn so sánh bản thân với người khác nữa mà thay vào đó là nhìn sâu vào chính mình và nhận diện được nhu cầu phát triển bản thân để em có thể trở nên một phiên bản tốt hơn của chính mình trong tương lai. Em không còn sợ thất bại nữa vì em có thể coi những thất bại này như những bước đệm để hướng tới trở thành cái tôi tốt đẹp nhất trong tương lai.

Đối với em, lòng can đảm là rất quan trọng để giúp chúng ta đạt được ước mơ của mình và em rất biết ơn vì đã học được giá trị này ở GRACE."
(Loan N)

Chương 7: DẤN THÂN NỐI KẾT

Bạn không cần phải làm mọi thứ. Hãy làm điều mà trái tim mách bảo; những hành động có hiệu quả xuất phát từ tình yêu thương. Điều đó là không thể ngăn cản, và thế là đủ.

~ Joanna Macy

Dấn thân-Nối kết là toàn tâm toàn ý sử dụng năng khiếu và biệt tài của mỗi một chúng ta để cống hiến và phục vụ nhằm mang lại lợi ích cho cộng đồng và môi trường thiên nhiên. Là con người sống trên thế giới này, chúng ta là một phần của dân cư toàn cầu gần 8 tỷ người. Không có bạn thì không có nhân loại, nhưng không có nhân loại thì cũng sẽ không có bạn! Chúng ta đang sống trong một thế giới mà mọi người đều được kết nối với nhau giữa các khu vực, các cộng đồng, các mạng lưới và môi trường khác nhau.

Khi chúng ta đang cùng đương đầu với đại dịch toàn cầu, hơn lúc nào hết ta nhận ra rằng tất cả chúng ta đều tương thuộc với nhau đến mức nào như một phần của nhân loại. Bất kể chủng tộc, màu da, phong tục tập quán, văn hóa, ngôn ngữ, hay lối sống, tất cả chúng ta đều trong cùng một mái nhà trên quả đất này! Chúng ta là MỘT! Mặt khác, mỗi người đều được ban tặng một năng khiếu và biệt tài có thể mang ra để phục vụ người khác, đóng góp cho thế giới mà chúng ta đang sống.

Thực hành dấn thân-nối kết là sẵn sàng kết nối với chính mình như một cá nhân độc đáo tuyệt vời, kết nối với những người khác bằng tình yêu thương và lòng trắc ẩn, và kết nối với môi trường thiên nhiên của mẹ trái đất bằng sự trân trọng.

Nối kết với chính mình là biết rõ về bản thân, thực hành tự yêu thương và chăm sóc bản thân, sống mỗi ngày một cách trọn vẹn và với sự chủ tâm tối đa có thể. Ngày hôm qua đã qua, ngày mai còn chưa đến, vì vậy mỗi ngày bạn chỉ có *"ngày hôm nay"* để sống trọn vẹn đủ đầy và hết mình để có thể kiến tạo những trải nghiệm tốt nhất cho bản thân và cho người khác. Sống mỗi ngày với GRACE cho phép bạn bộc lộ hết chân giá trị, lòng trắc ẩn, tính thiện lương và lòng can đảm để thực hiện việc khó khăn nhằm đạt được mục tiêu trong đời.

Nối kết với người khác bắt nguồn từ trái tim và từ lòng biết ơn của một người đối với sự tương thuộc mà chúng ta có với nhau trên quả đất này. Nếu chúng ta đã thực hành lòng biết ơn, sự tôn trọng, tinh thần trách nhiệm, và có lòng can đảm đối mặt với những nỗi sợ của chính mình, điều đó tự nhiên dẫn đến việc kết nối với người khác và mang những năng khiếu thiên bẩm để đóng góp cho đời. Để rồi, mỗi ngày trong cuộc đời chúng ta đều tràn đầy ý nghĩa, có mục đích và sự nối kết. Một cuộc sống có mục đích sẽ được thành tựu khi bạn thực hành tất cả năm giá trị của GRACE.

Nối kết với môi trường thiên nhiên cũng rất quan trọng để làm bền vững sự sống của chúng ta và các thế hệ tương lai trên trái đất này. Một số nghiên cứu đã chứng minh rằng môi trường thiên nhiên giúp cải thiện sức khỏe và chất lượng sống của con người. Dành nhiều thời giờ hơn với thiên nhiên là một trong những cách thức tốt nhất để giảm căng thẳng và vẻ đẹp của nó sẽ mang lại sự bình yên và tĩnh lặng cho tâm trí bận rộn của bạn.

Dẫn dắt cuộc đời mình thông qua qua lăng kính của tinh thần Dấn thân-Nối kết là lãnh đạo bằng trái tim. Trái tim của chúng ta không chỉ là cơ quan mạnh mẽ nhất trong cơ thể, mà nó còn là một cội nguồn năng lượng tích cực nhiệm mầu giúp chúng ta thực hành GRACE đối với bản thân và người khác. Các nghiên cứu khoa học gần đây về khoa học thần kinh, di truyền biểu sinh, sinh học phân tử và vật lý lượng tử đã chỉ ra rằng trái tim là cơ quan phát ra trường điện từ lớn nhất trong cơ thể chúng ta, lớn hơn rất nhiều so với tất cả các cơ quan khác trong cơ thể con người [7]. Trường điện từ tác động mạnh mẽ này từ một người tạo ra cảm nhận về một nguồn năng lượng tích cực có thể làm bừng sáng bầu không khí trong căn phòng khi người đó bước vào, mà họ không cần phải làm một điều gì cả.

Một người dẫn chương trình gần đây đã chia sẻ trải nghiệm lúc gặp Mẹ Teresa khi bà đến Mỹ.

Người dẫn chương trình này nói rằng ngay khi Mẹ Teresa bước vào phòng, mọi người ngay lập tức cảm thấy thoải mái và thư giãn, và có một cảm giác yên bình và vui vẻ tuyệt vời toát ra từ bà. Đó là bởi vì Mẹ Teresa đã thực hành GRACE trong suốt cuộc đời của mình, và tình yêu vô điều kiện tỏa ra từ trái tim đẹp đẽ của bà đã thắp sáng cả căn phòng mà bà thậm chí không cần phải nói một lời nào.

Chương 8: MANG TRONG MÌNH HÀNH TRANG GRACE ĐỂ SỐNG CUỘC ĐỜI ĐẸP NHẤT

Khi chúng ta kết hợp tất cả năm giá trị GRACE và phát triển thói quen sống hàng ngày thể hiện những giá trị này, lăng kính mà chúng ta sử dụng để trải nghiệm cuộc sống sẽ trở nên thăng hoa và giàu cảm hứng hơn rất nhiều. Cuộc sống trở thành một món quà quý giá mà mọi khoảnh khắc đều có giá trị. Mỗi trở ngại hay khó khăn sẽ trở thành cơ hội để chúng ta rèn luyện lòng can đảm, tinh thần trách nhiệm và sự nối kết để trưởng thành và trở nên tốt đẹp hơn.

Ta sẽ nhận thức rõ hơn về những suy nghĩ, cảm xúc và tình cảm của chính mình, và ta sẽ thấu suốt hơn nhiều về những suy nghĩ ta muốn có, những cảm xúc ta muốn nuôi dưỡng, những hành động và thành quả ta muốn đạt được trong đời. Trái tim ta rộng mở và sẵn sàng kết nối với người khác bằng tình yêu thương và sự hiểu biết. Ta sẽ có thể ngừng phán xét và tôn trọng người khác trong các giao thiệp và liên hệ. Ta sẽ giao tiếp bằng chủ tâm hiểu rõ quan điểm của người khác và tôn trọng nhu cầu thể hiện bản thân của họ.

Kết quả là, các mối quan hệ bền chặt và sâu sắc sẽ được bồi đắp và nuôi dưỡng. Cuộc sống không còn là một cuộc chiến mà bạn phải là người thắng và người khác là kẻ thua. Cơ hội hợp tác sẽ đến một cách tự nhiên. Cuộc sống sẽ trở thành một chuỗi những trải nghiệm bằng sự chủ tâm, lại vô cùng đẹp đẽ mà ta tạo nên với GRACE, để thực sự nâng tầm bản thân và những người khác, thắp lên một ngọn lửa cho bất kỳ ai tương tác với ta. Ngọn lửa đó không đến từ bên ngoài, nó đến từ trái tim của ta, từ chủ tâm thực hành sự thấu cảm và lòng tốt. Đó là món quà mà chúng ta được ban tặng thông qua việc thực hành GRACE.

Bạn có thể muốn hỏi, vậy "cuộc đời đẹp nhất" là như thế nào? Ta có thể đưa ra định nghĩa như thế nào về một đời sống được gọi là *"cuộc đời đẹp nhất"*? Một nghiên cứu của PEW được thực hiện vào năm 2017 với hơn 4.400 người trên khắp nước Mỹ đã phát hiện ra rằng người ta hài lòng hơn với cuộc sống khi họ có bốn yếu tố sau: sức khỏe tốt (cả thể chất và tinh thần), mối quan hệ tốt, bạn bè tốt, và một sự nghiệp tốt [8]. Theo một nghiên cứu kéo dài 75 năm của Đại học Harvard, khi khảo sát cuộc sống của 724 người từ khi còn là sinh viên năm nhất cho đến khi họ qua đời, người ta thấy rằng hạnh phúc và tuổi thọ của con người có tương quan tỉ lệ thuận với việc sống một cuộc đời tốt lành, phong phú những mối quan hệ sâu sắc với gia đình, bạn bè, đồng nghiệp, và với cộng đồng nói chung [9].

Thực hành lòng biết ơn và sự nối kết trong đời sống hàng ngày sẽ giúp chúng ta cải thiện sức khỏe thể chất và tinh thần, vì não của chúng ta tiết ra các hóa chất quan trọng như dopamine, serotonin và endorphin để tăng cường hệ thống miễn nhiễm của cơ thể. Cần có lòng can đảm và tinh thần trách nhiệm để thực hành lòng biết ơn hàng ngày, nhưng một khi nó trở thành thói quen, ta sẽ có khả năng nhận ra sự nhiệm màu của cuộc sống qua những khoảnh khắc hiện tại.

Thông qua việc thực hành GRACE, chúng ta sẽ làm tăng cường hệ thống miễn nhiễm, có thêm năng lượng để tiến đến gần hơn với mục tiêu duy trì sức khỏe thể chất tuyệt vời cũng như tăng cường sự lành mạnh về cảm xúc và tinh thần [3].

Thực hành GRACE giúp chúng ta gắn bó sâu sắc với cuộc sống, tiếp thêm sức mạnh cho bản thân để vượt qua những trở ngại sẽ xảy đến và nỗ lực vươn tới để đạt được mục tiêu đã định. Nó cũng mang đến sinh khí giúp ta thực sự sống một cuộc đời trọn vẹn với niềm đam mê, có mục đích và đạt đến thành công. Trong mỗi khoảnh khắc cuộc sống, qua hiện thân của lòng biết ơn và sự tôn trọng, ta tìm thấy sự đủ đầy mà mình đã có và nhận ra những phước lành mà mình tiếp tục đón nhận trong từng phút giây. Những phước lành ta đón nhận đến từ thế hệ đi trước, từ gia đình, từ bạn bè và đồng nghiệp, từ những sự kiện từng xảy đến trong cuộc đời mình và từ môi trường xung quanh. Rèn luyện tinh thần trách nhiệm và lòng can đảm cho phép chúng ta luôn chủ động và thực hiện các hành động cần thiết để đạt được bước tiến trên hành trình hướng tới mục tiêu.

Thực hành dấn thân-nối kết cho ta được kết nối và hợp tác với những người khác để tạo ra kết quả cần có cho bất kỳ sáng kiến nào ta muốn thực hiện. Và trên hết, thông qua thói quen thực hành GRACE, mỗi ngày chúng ta đều đưa ra những chọn lựa để gắn kết, trao quyền và tiếp thêm năng lượng cho bản thân để trở thành một phiên bản tốt hơn của chính mình. Cuộc sống của ta sẽ tràn ngập phước lành, sự đủ đầy và những suy nghĩ lạc quan dù cho ta đang phải đối mặt với hoàn cảnh nào đi chăng nữa. Nguồn sức mạnh đến từ trong trái tim của chúng ta.

Khi nhìn lại quãng đời đầy biến động của mình trong năm 2017, tôi nhận ra rằng thực hành và áp dụng lòng biết ơn mỗi ngày thông qua việc viết nhật ký biết ơn, thiền định và thực chứng đã giúp tôi có thể tìm thấy niềm vui trong những thời điểm đen tối nhất của cuộc đời ra sao. Nếu là tôi từ vài năm trước, khi đã biết đến GRACE nhưng không nhất tâm thực tập, không chừng tôi sẽ rơi vào hố sâu trầm cảm. Nhờ thực hành lòng biết ơn và sự tôn trọng đối với bản thân và cha mẹ, tôi đã tìm thấy ý nghĩa tốt đẹp trong việc chuẩn bị phần trình chiếu hình ảnh tôn vinh cuộc đời họ trong hai buổi tang lễ. Điều đó giúp tôi tập trung sức lực vào việc chiếu slide show về cuộc đời cao cả của cha mẹ. Hành động ấy cũng giúp tôi truyền năng lượng tích cực và có tính chất trị liệu cho anh chị em tôi, những người đang chịu nỗi đau tột cùng bởi những mất mát vào thời điểm đó. Kết quả là chúng tôi lại có thể nói cười vui vẻ với nhau khi xem qua các bức ảnh để chuẩn bị cho phần trình chiếu hình ảnh cuộc đời cha mẹ trong tang lễ của họ. Vào thời điểm đó, dường như tinh thần GRACE đã nâng đỡ cả gia đình và mang đến cho chúng tôi ý nghĩa mới, xoa dịu những nỗi đau và giúp chúng tôi tiếp tục dấn bước. Đó không phải là điều dễ dàng làm được, nhưng một khi bạn nương vào những giá trị này và thực sự mang chúng trong mình, bạn có thể vượt thoát khổ đau và tiến về phía trước với một nguồn năng lượng mạnh mẽ và có tính chất trị liệu đáng kinh ngạc, năng lượng của tình yêu thương!

Bằng việc luôn mang trong mình sự tôn trọng, tinh thần trách nhiệm và lòng can đảm, tôi đã có thể tìm thấy đủ động lực và năng lượng để chuyển hóa nỗi đau trong lòng thành tình cảm tích cực, hướng tới thành tựu những mục tiêu mà mình đã đặt ra đầu năm. Tôi đã hình thành một nghi thức đầu ngày, an trú vào bản thể tốt đẹp nhất của mình bằng cách đọc to câu "thần chú" sau đây vài lần, mỗi khi nhớ cha mẹ và cảm thấy khổ đau:

"Ba mạ ơi, ngày hôm nay con nguyện tôn vinh tình yêu thương vô điều kiện của ba mạ bằng việc mang hết những gì tốt đẹp nhất mà ba mạ đã ban

tặng cho con để phục vụ tha nhân! Con yêu ba mạ!
Và con mang ba mạ trong trái tim con!"

Lời chú tụng này bằng cách nào đó đã giúp tôi vượt qua được sự đau khổ vì nỗi mất mát và cho tôi đủ năng lượng yêu thương mỗi ngày để tiếp tục thành công nhiệm vụ của mình. Điều này có được chính là nhờ tinh thần GRACE!

Quá trình ứng dụng và thể hiện GRACE bắt đầu bằng việc hiểu được ý nghĩa sâu sắc của từng giá trị của GRACE, tiếp theo là kiên trì thực hành và tích hợp năm giá trị này vào các hoạt động hàng ngày, cho đến mức chúng trở thành bản thể mới của bạn. Khi GRACE trở thành chính bạn, bạn trở thành hiện thân của GRACE và thực sự sẽ sống cuộc đời đẹp nhất của mình mỗi ngày.

Chương 9: THỰC HÀNH GRACE ĐỂ PHÁT TRIỂN CÁC MỐI QUAN HỆ

Thành phần cốt lõi của một cuộc sống tuyệt vời toàn là về các mối quan hệ: mối quan hệ với chính mình và mối quan hệ với những người khác. Sống cuộc đời thực hành GRACE sẽ giúp chúng ta phát triển những mối quan hệ tuyệt vời với chính bản thân cũng như những mối quan hệ sâu sắc và có ý nghĩa với những người khác. Bằng cách thực hành lòng biết ơn thường xuyên, chúng ta rèn luyện tâm trí của mình để tìm thấy những điểm tích cực hoặc phước lành ở đối phương, điều giúp ta dễ tha thứ cho người khác. Bằng cách thực hành sự tôn trọng, chúng ta học cách lắng nghe người khác bằng sự thấu cảm và cởi mở hơn với sự khác biệt trong quan điểm của họ. Bằng cách thực hành tinh thần trách nhiệm, chúng ta ý thức được và làm chủ suy nghĩ, cảm xúc và hành động của chính mình. Chúng ta trở nên ý thức hơn về bản thân và thấu suốt hơn nhiều về con đường đời mà ta chọn. Bằng cách thực hành lòng can đảm và tinh thần dấn thân-nối kết, chúng ta sẵn sàng vượt khỏi vùng an toàn của bản thân để kết nối với những người khác và đóng góp tài năng của mình cho cộng đồng xung quanh, cho thế giới.

51

Thực hành GRACE thường xuyên cho phép chúng ta kết nối sâu sắc hơn với bản thân và thiết lập các mối quan hệ có ý nghĩa với những người khác.

Mối quan hệ với Bản thân

Là một con người, mỗi chúng ta đều có những điểm độc đáo với những điểm mạnh và tiềm năng của riêng mình. Thật không may, theo những trải nghiệm đã có trong đời, đôi khi chúng ta để sự tự nghi ngờ khả năng bản thân chi phối và ngăn cản ta thực sự khai mở tiềm năng của chính mình. Bằng cách thực hành GRACE đối với bản thân thông qua sự tự trọng, tự tôn, tự chịu trách nhiệm và tự nối kết, chúng ta sẽ có thể thiết lập một mối quan hệ sâu sắc với chính mình.

Điều này cho phép chúng ta nắm bắt được cá tính của mình để có thể thực sự được nhìn nhận như ta là ai trong cuộc đời. Nó sẽ cho phép chúng ta kết nối nhiều hơn với trái tim mình với một năng lượng yêu thương vô bờ bến giúp gia tăng sự tự tin và cho phép ta giải phóng nguồn sức mạnh bên trong. Nó sẽ truyền cảm hứng cho ta để thực sự sống cuộc đời mà ta muốn sống. Nó sẽ giúp ta biểu lộ ước mơ thầm kín mà ta đã có từ rất lâu trước đây, nhưng chưa đủ tự tin để theo đuổi.

Bằng cách nắm lấy quyền làm chủ cuộc đời mình thông qua tinh thần trách nhiệm và lòng can đảm, bạn đánh thức một phiên bản tuyệt vời đang ngủ yên trong mình. Đó sẽ là ngày bạn quyết định trở thành một phiên bản tốt hơn rất nhiều của chính mình, và cuộc đời bạn được chuyển hóa. *"Bạn sẽ thấy nó khi bạn tin vào nó!"* (Wayne Dyer). Tôi đã từng thuộc nhóm người *"Tôi sẽ tin khi tôi thấy nó,"* do được đào tạo như một chuyên gia IT và người thiên về não trái. Nhìn lại, tôi ngạc nhiên rằng bằng cách nào đó mà mình đã trải qua quá trình chuyển đổi từ hoàn toàn theo thiên hướng não trái thành cách suy nghĩ và lối sống trực giác, thiên về não phải. Đã có lúc tôi bối rối, nghi ngờ bản thân và không thực sự cảm thấy có động lực để tiếp tục thực hành. Nhưng sự kiên định tiếp tục làm những gì tôi quyết tâm làm bất kể bản thân cảm nhận ra sao đã cho tôi đủ can đảm và nghị lực để vượt qua những thời điểm thử thách để cải thiện bản thân mỗi ngày. Đó là một quá trình, và bất kể bạn có thể nghĩ rằng mình đang đạt được tiến bộ nhỏ nhoi như thế nào, thì hãy cứ ăn mừng chiến thắng nhỏ của bạn trong hành trình tìm kiếm sự thành tựu cuộc đời đẹp nhất cho bản thân thông qua việc thực hành mô thức GRACE.

Một trong những học viên trong các lớp học trực tuyến GRACE của tôi, "Vũ D.," "là một trong những ví dụ điển hình nhất về sự tự trao quyền thông qua thực hành GRACE. Trước khi biết đến GRACE và thực hành nó, anh là một giáo viên rất hay lo sợ và bi quan ở một trường trung học địa phương vùng nông thôn miền Bắc Việt Nam. Anh không thể nói được lấy một từ tiếng Anh và anh rất

53

ít tự tin vào bản thân. Anh thiếu động lực và thường ở trong tâm trạng chán nản. Anh ấy đã sống không chủ đích, ngày này qua ngày khác, một cuộc đời ý nghĩa thì ít mà bất mãn thì nhiều. Qua bảy tuần tìm hiểu về GRACE và thực hành những giá trị này một cách chăm chỉ, anh ấy đã khám phá ra nguồn sức mạnh bên trong chính mình. Anh bắt đầu thay đổi và đầu tư vào việc học hỏi và phát triển bản thân. Trong ba năm tiếp theo, bằng cách chăm chỉ thực hành GRACE hàng ngày, anh đã kết nối lại được với chính mình, chú trọng thiết lập các mục tiêu thường xuyên, và khám phá ra một thế giới hoàn toàn mới và một phiên bản tốt hơn nhiều của bản thân mà trước đây anh không bao giờ có thể hình dung được. Viễn ảnh đó đã truyền thêm niềm đam mê và sự cam kết nơi anh để phát triển thành con người trong đời thực mà định mệnh đã an bài. Cuộc hành trình không phải lúc nào cũng thuận buồm xuôi gió. Anh ấy đã gặp phải những thất bại, sự chống phá, thậm chí một số người xấu bụng và những tình huống khó khăn mang đến cho anh nhiều chuyện đau buồn. Có những ngày anh chỉ muốn bỏ cuộc và quay lại với con người nhỏ bé trước đây. Vào những thời điểm khó khăn đó, anh ấy đã tự hỏi bản thân, *"Mình có muốn quay trở lại con người cũ của mình, ở dưới mức tiềm năng, và sống một cuộc đời vô nghĩa, hay mình vẫn muốn đạt được ước mơ sống một cuộc đời có mục đích, phù hợp với đam mê?"* Ước mơ của anh là nguồn động lực lớn cho anh sức đẩy mạnh mẽ để vượt qua những trở ngại và đạt được thành công.

Hiện giờ, D. không chỉ nói và viết tiếng Anh tốt mà còn xây dựng được một chương trình học tiếng Anh đặc biệt cho trẻ em. Chương trình đó đã giúp anh dạy con gái mình nói tiếng Anh trôi chảy. Anh cũng kiến tạo ước mơ của cuộc đời mình: thành lập một trường mầm non để thực hiện triết lý giáo dục mà anh tin tưởng mạnh mẽ. Anh hiện cũng là trợ giảng tuyệt vời cho lớp GRACE của tôi. Anh ấy đã trở thành một nhà giáo dục tự tin, hạnh phúc và vui vẻ với một mức năng lượng đáng kinh ngạc, mang sự tươi vui đến cho mọi người mà anh tiếp xúc. Nguồn năng lượng đến từ trái tim đẹp đẽ, điều đã giúp anh kết nối lại với chính mình và đưa anh lên tầm cao hơn của lối sống tỉnh thức, chỉ đơn giản là thông qua việc thực hành GRACE hàng ngày.

Nếu mối quan hệ với chính bản thân giúp nâng chúng ta lên và trao quyền cho ta trở thành một phiên bản tốt hơn của chính mình, thì mối quan hệ với những người khác sẽ mang lại cảm giác gắn bó sâu sắc và niềm hạnh phúc khi sống hòa thuận với những người thân yêu, gia đình, bạn bè, đồng nghiệp và cộng đồng mình đang sống. Mối quan hệ với người khác cũng là nhân tố then chốt để thành công trong bất cứ doanh nghiệp hay môi trường làm việc nhóm nào. Vô số nghiên cứu đã chỉ ra mối tương quan tích cực giữa hiệu năng công việc, hiệu suất của nhân viên và mối quan hệ gắn kết trong một nhóm, giữa các nhóm và trong toàn bộ tổ chức [10].

Mối quan hệ với những người khác

Khi bạn thực sự tận tâm thể nghiệm năm giá trị GRACE và áp dụng chúng với cả các thành viên trong đội nhóm cũng như khách hàng của mình, bạn sẽ tập trung tối đa với việc gia tăng giá trị cho cả các đồng nghiệp và khách hàng theo cách tốt nhất, và vì vậy mà doanh nghiệp của bạn nhất định sẽ thành công một cách vang dội. Một trong những khách hàng huấn luyện doanh nghiệp của tôi, anh Steve (không phải tên thật), đã bắt đầu việc kinh doanh của riêng mình cách đây vài năm. Ông bắt đầu với khoản đầu tư 20.000 đô la và một văn phòng cung cấp dịch vụ chuyên nghiệp với một nhóm nhỏ gồm 2 nhân viên, những người luôn say mê cung cấp các dịch vụ tuyệt hảo và với khẩu hiệu "Nhân viên Hạnh phúc, Khách hàng Hạnh phúc!" Đội nhóm của ông được thấm nhuần bởi việc đối đãi với khách hàng bằng dịch vụ đặc biệt tốt. Họ cũng đối xử với nhau bằng sự tôn trọng rất mực, tinh thần trách nhiệm cao, sự ghi nhận sâu sắc đối với thành quả tuyệt vời mà họ làm nên, và sự gắn kết chặt chẽ theo cả hai chiều từ trên xuống và từ dưới lên. Nơi làm việc đã trở thành một môi trường an toàn, nơi mọi người đều thực hành sự tôn trọng, tinh thần trách nhiệm và dấn thân-nối kết ở mức cao nhất. Trong vòng ba năm, Steve đã phát triển doanh nghiệp của mình thành ba văn phòng với 30 nhân viên, rồi cuối cùng bán doanh nghiệp của mình với giá 7 triệu đô la, đạt được mục tiêu 10 năm trong vòng 3 năm rưỡi. Chính sức mạnh của GRACE tạo nên những mối quan hệ tuyệt vời, và những mối quan hệ tuyệt vời tạo nên thành công theo cấp số nhân.

Trong văn phòng của Steve, mỗi nhân viên hiện diện tại nơi làm việc với tinh thần GRACE và duy trì nguồn năng lượng đó suốt cả ngày. Lòng biết ơn và sự cảm kích được thực hành như một thói quen hàng ngày để ghi nhận và đánh giá cao mọi nỗ lực phục vụ khách hàng. Mỗi nhân viên đều hết lòng lăn xả vào làm những phần việc của bản thân, thuộc phận sự của chính họ, bởi họ tự mình nhận lấy các phần việc, đồng thời cũng hiểu được bản thân mình là mảnh ghép hài hòa trong bức tranh tổng thể. Ý thức về tinh thần làm chủ và trách nhiệm tự thân được vun bồi ăn sâu trong mỗi thành viên của nhóm, và kết quả là những sai sót được khắc phục nhanh chóng và hiệu suất làm việc được nâng cao.

Văn hóa GRACE được hiện thân nơi vị CEO và được vun bồi, không chỉ trong toàn bộ đội ngũ lãnh đạo mà còn bởi mỗi thành viên trong nhóm. Khi anh Steve chạm đến được trái tim của mỗi thành viên trong nhóm bằng cách nuôi dưỡng và sống với văn hóa thể hiện GRACE, toàn đội nhóm đã được truyền cảm hứng để nhận lãnh trách nhiệm, từ đó tạo nên những kết quả phi thường. Tất cả bắt đầu từ những mối quan hệ sâu sắc, mối quan hệ với bản thân và mối quan hệ với những người khác: nền tảng của sự thực tập GRACE.

Ở bình diện cá nhân, khả năng yêu thương người khác đến với mỗi chúng ta ngay từ khi mới lọt lòng. Yêu thương là một quyền bẩm sinh. Có một lý do tại sao trái tim là cơ quan đầu tiên được hình thành khi mỗi chúng ta được thai nghén trong bụng mẹ. Nó tồn tại trước khi não bộ được hình thành. Trái tim là món quà đẹp nhất mà mỗi chúng ta được ban tặng khi sinh ra đời, và nó thực sự là hiện thân của tình yêu vô điều kiện dành riêng cho ta từ Vũ trụ với tư cách là một con người suốt trọn cuộc đời. Bất kể chúng ta đối xử tệ bạc với trái tim của mình ra sao khi ta chìm đắm trong những suy nghĩ tiêu cực, sự thiếu tự tin và tổn thương, trái tim vẫn nhất nhất đập vì chúng ta, ngày này qua ngày khác. Nó đập hơn 100.000 nhịp mỗi ngày, không ngừng nghỉ và luôn yêu thương ta.

Các nghiên cứu khoa học gần đây tiết lộ rằng trái tim của chúng ta thực sự là một điều kỳ diệu. Khi chúng ta thực hành yêu thương, quan tâm, phục vụ người khác, kết nối với người khác và thứ tha cho người khác, trái tim của chúng ta được lành mạnh thêm. Nó gửi tín hiệu đến não để giải phóng các hóa chất và hormon hữu ích giúp tăng cường hệ thống miễn nhiễm và làm cơ thể khỏe mạnh. Nhưng khi chúng ta có sự hận thù, những suy nghĩ căng thẳng, ghen tị, tuyệt vọng, đắng cay, hay giận dữ, trái tim sẽ bị tổn thương và yếu đi. Những cảm giác tổn thương và nỗi đau này sẽ được khắc sâu trong trái tim chúng ta. Càng có nhiều trải nghiệm tiêu cực, trái tim của chúng ta càng bị tổn thương. Bước trong cuộc đời, khi chúng ta phải vượt qua một sự tổn thương hoặc một hoàn cảnh khiến chúng ta thất vọng sâu sắc, nếu ta không chăm lo chữa lành những nỗi đau trong lòng, chúng sẽ quay trở lại và ám ảnh chúng ta suốt cuộc đời [7] . Thực hành GRACE là cách tốt nhất để giúp ta kết nối lại với trái tim của chính mình và vượt thoát tất cả những trải nghiệm đau khổ trong quá khứ, biến chúng thành những chủ tâm nâng đỡ và yêu thương đối với người khác.

Một số học viên lớp GRACE của tôi đã chia sẻ rằng bằng cách thực hành GRACE, họ đã tích tụ được đủ năng lượng để thực tập tha thứ cho người khác và kết nối lại với những người thân yêu nhằm khơi lại tình yêu thương nơi họ. Bằng cách nhìn sâu vào những ân phước được đón nhận từ bất kỳ mối quan hệ nào đến với ta trong đời với những người thân yêu, thực hành lòng biết ơn để trân trọng những món quà mà ta được nhận, ngay cả từ một mối quan hệ không suông sẻ, và làm chủ tình cảm của mình đối với người khác, chúng ta sẽ tìm được

59

can đảm để tha thứ cho người khác và nhóm lại ngọn lửa trong chính trái tim mình. Thực hành tình yêu thương vô điều kiện là công cụ mạnh mẽ nhất để chúng ta làm sâu sắc hơn bất kỳ mối quan hệ nào là quan trọng trong cuộc đời. Mỗi chúng ta đều có quyền lựa chọn tình yêu thương hơn là thù hận. Thông qua việc thực hành lòng biết ơn và sự tôn trọng đối với người khác, trân quý món quà mà mỗi người mang đến cho thế giới và nhận lấy trách nhiệm thực sự kết nối với những người khác với chủ tâm mang lại tình yêu thương, sự hòa hợp và cộng tác cho cộng đồng ta đang sống, mỗi chúng ta, thông qua thực hành GRACE, sẽ trở thành một nguồn ánh sáng cho thế giới quanh mình. Nguồn sức mạnh đó đến từ trong chính trái tim ta!

Chương 10: CÓ THIỆT THÒI GÌ NẾU KHÔNG THỰC HÀNH GRACE?

Khi bạn đi cùng tôi qua cuốn sách này, bạn có thể sẽ hỏi,

"GRACE có vẻ là một khung duy tốt cần có, nhưng sẽ ra sao nếu tôi quá bận rộn để thực hành nó hoặc tôi không có đủ thời giờ để tạo lập những thói quen cần thiết tôn vinh những giá trị này? Tôi sẽ bỏ lỡ điều gì nếu không thực hành điều này?" Tất nhiên, bạn nắm toàn quyền quyết định những sự chọn lựa khi bước trong cuộc đời. Là con người, duy nhất chúng ta có được quyền lực của sự chọn lựa gọi là tự do ý chí.

Bất kể vị trí trong xã hội, địa vị kinh tế, có bao nhiêu tiền trong ngân hàng, hay những người đang bên ta trong cuộc đời là ai, mỗi chúng ta đều có 24 giờ để sống mỗi ngày. Ngày hôm qua đã qua và ngày mai còn chưa tới. Thời gian duy nhất chúng ta có là ngày hôm nay, ngay lúc này. Bạn làm gì với cuộc đời mình mỗi ngày là hoàn toàn tùy thuộc ở bạn. Từng ngày một sẽ hợp thành từng tuần, từng tuần hợp thành tháng và từng tháng hợp thành năm. Và trước khi bạn nhận biết điều đó, bạn sẽ đi đến cuối chặng đường, trên giường bệnh, nhìn lại cuộc đời của bản thân với tất cả những ký ức bạn đã tạo ra trong suốt đời sống đó. Như người thầy của tôi, Jim Rohn đã nói, *"Chúng ta chỉ là những làn gió thoảng thổi qua thế gian này. Nay còn mai mất. Nào ai biết đời sống được bao lâu. Bạn không thể lựa chọn mình sẽ sống bao lâu, nhưng bạn có thể lựa chọn mình sẽ sống bao sâu!"*

Một phần trong chúng ta bị cuốn vào danh sách những việc-cần-làm hàng ngày, với những yêu cầu phức tạp phải gánh vác theo các vai trò khác nhau: chuyên gia, chủ doanh nghiệp, con gái, con trai, vợ, chồng, chị em gái, anh em trai, mẹ, bố, người trông nom, đồng nghiệp, sếp, trưởng nhóm, thành viên trong nhóm, hoặc bạn bè, chỉ là một vài ví dụ. Chúng ta dường như không bao giờ có đủ thì giờ để hoàn thành mọi việc mà ta muốn hoàn thành. Bạn đã bao giờ cảm thấy rằng không có đủ số giờ trong một ngày để bạn đáp ứng mọi nhu cầu của cuộc sống? Bạn đã bao giờ cảm thấy mình luôn bận rộn, luôn thiếu thì giờ hay thiếu ngủ, luôn chậm tiến độ cho những việc bạn muốn hoàn thành mỗi ngày? Không phải chỉ có bạn mới thế đâu. Nó được gọi là *"busy-ness" of life*/cuộc sống *"buôn bận!"*

Cảm giác này dễ dẫn bạn đến những cảm giác căng thẳng kinh niên, ngày này qua ngày khác. Những suy nghĩ căng thẳng dẫn đến những cảm xúc căng thẳng như lo lắng, hồi hộp, và đôi khi thậm chí là chán chường, tức giận hoặc thậm chí là tuyệt vọng. Tất cả những cảm xúc tiêu cực này rút cạn năng lượng và khiến ta cảm thấy như mình là nạn nhân của cuộc sống mà không thể kiểm soát. Thậm chí tệ hơn, trạng thái căng thẳng mãn tính này sẽ gửi tín hiệu làm não giải phóng các hóa chất độc hại vào trong máu, ảnh hưởng đến tim (gây ra các bệnh liên quan đến tim mạch) và làm suy yếu đáng kể hệ thống miễn nhiễm của chúng ta. Thế nên, ta có thể chọn hoặc là tiếp tục theo chế độ dòng đời xô đẩy và sống một đời căng thẳng có thể dẫn đến bệnh tật nếu áp lực quá cao, hoặc bạn có thể chọn kích hoạt sức mạnh của trái tim mình bằng cách sống với GRACE. Thời điểm mà bạn quyết định giành lại cuộc đời mình và nhận lấy trách nhiệm cho cuộc hành trình kỳ diệu của bạn trên trần thế khi bạn thực hành tinh thần trách nhiệm, bạn đã giành lấy quyền quyết định về những trải nghiệm trong đời.

Xét cho cùng, đó là cuộc sống của bạn, và bạn chỉ có một đời để sống. Bạn có quyền lựa chọn để sống cuộc đời với vị thế người cầm cương. Bạn có thể quyết tâm dẫn dắt cuộc sống với GRACE để tạo ra những trải nghiệm tuyệt vời của niềm vui và hạnh phúc mà bạn thực sự xứng đáng, hoặc bạn có thể chọn sống cuộc đời mình theo cách được chăng hay chớ và để người nào khác hoặc hoàn cảnh định hướng cuộc đời và định đoạt sự hạnh phúc của bạn. Sự lựa chọn là của bạn! Một trong những học viên lớp GRACE của tôi đã đưa ra những nhận định này khi cô tốt nghiệp khóa học, và cô ấy đã chốt lại thật hay: *Em đã chết ở trong lòng khi bước sang tuổi 25. Bây giờ em 29 tuổi và em muốn cảm ơn cô đã giúp em sống lại với GRACE. Em cảm thấy như em được tái sinh! Em ước rằng mình biết về khung tư duy đầy sức mạnh này và thực hành nó sớm hơn."*

Là một con người, mỗi chúng ta được sinh ra với những năng khiếu và tài năng độc đáo cần được khám phá và thể hiện. Như Tiến sĩ Wayne Dyer đã đề cập, *"Mỗi chúng ta đều có một ca khúc cuộc đời để hát cho thỏa chí."* Điều đáng tiếc nhất đối với với một người là khi trên giường bệnh, người ta nhận ra rằng mình không có cơ hội hát lên bài hát của riêng mình. Sống với GRACE cho phép bạn hát ca khúc của chính mình và sống một cuộc đời tuyệt vời và trọn vẹn nhất có thể trên trái đất này, từng ngày.

Nếu hiện tại bạn không hài lòng với cuộc sống của mình, với các mối quan hệ đang có, với công việc đang làm hoặc đã từng có một số trải nghiệm đau khổ trong quá khứ ngăn cản bạn thực sự tìm thấy niềm vui trong đời, thì bạn không hề đơn độc. Có những người khác cũng đang trôi trong dòng đời, không có động lực, thấy lạc lõng, không thấy đủ, và không thấy đầy, mà lại cũng không có đủ năng lượng để tạo ra sự thay đổi mà họ cần để thoát khỏi hoàn cảnh của mình. *"Tôi đã quá già"*, *"Tôi còn quá trẻ"*, *"Tôi không đủ điều kiện"*, *"Tôi không còn trông mong gì"*, *"Tôi không thể làm được"*, ... những suy nghĩ buông xuôi này cứ hiện hữu, và chúng ngăn cản ta kết nối lại với bản thể tốt đẹp nhất của mình, cái "vốn" tồn tại sâu thẳm trong mỗi chúng ta. Thông qua việc chuyên chú thực hành GRACE, chúng ta có thể vượt thoát khỏi vùng an toàn của mình để đạt được thành tựu bản thân mà mỗi chúng ta xứng đáng có được. Không bao giờ là quá sớm hay quá muộn để thử. Tôi đã chứng kiến những thay đổi đáng kinh ngạc nơi những người mà tôi cố vấn hoặc hướng dẫn, cả còn trẻ như ở tuổi 16 và khi đã lớn tuổi ngoài 40, 50.

Nếu bạn là một doanh nhân hoặc một chuyên gia đang gặp khó khăn trong việc cân bằng giữa công việc và cuộc sống, việc thực hành GRACE sẽ cho phép bạn có cơ hội tái cân bằng cuộc sống và có được sự mẫn cán và năng lượng để đạt được thành công, trong khi vẫn tận hưởng mối quan hệ sâu sắc với những người thân yêu. Một trong những khách hàng mà tôi coach là một bà mẹ doanh nhân với hai đứa con nhỏ. Thông qua việc chuyên tâm thực hành GRACE để cải thiện trí tuệ cảm xúc và chánh niệm, trong vòng một năm, cô ấy đã có thể tăng gấp đôi thu nhập, trong khi vẫn cân bằng được công việc với cuộc sống cá nhân tươi đẹp của mình. Cô ấy tận hưởng được những mối quan hệ sâu sắc hơn với chồng, con và bạn bè, nhưng cô ấy vẫn có thể duy trì nguồn năng lượng để vui với chính mình thông qua "thời giờ dành cho tôi." Bí quyết là sống có chủ tâm và chú tâm, sống với GRACE.

Khi trải qua đại dịch toàn cầu, chúng ta lại phải đối diện thêm một số thách thức nữa. Những thách thức này bao gồm cảm giác bị cô lập do giãn cách xã hội, mất thu nhập do suy thoái kinh tế, hay sự lo lắng khi đối phó với những điều bất trắc và quá nhiều sự thay đổi đột ngột. Chúng ta rất dễ trở nên mất kết nối với chính mình và chìm đắm trong những cảm xúc tiêu cực như lo âu, tức giận, chán chường, tuyệt vọng, hay thậm chí trầm cảm. Nếu chúng ta để những suy nghĩ và cảm xúc có tính rút cạn năng lượng này chi phối đầu óc và trái tim của mình, chúng sẽ ảnh hưởng đáng kể đến sức khỏe thể chất và tinh thần, và kết quả là ta sẽ đi đến chỗ buông xuôi trong cuộc chiến chống lại virus.

Ngược lại, nếu chúng ta chọn cách hành động khác đi, bắt đầu thực hành năm giá trị của GRACE và trụ vào bản thể tốt nhất của mình mà bắt tay thực hiện những hành động cần thiết nhằm tiến lên phía trước, cuộc sống của ta sẽ hoàn toàn thay đổi.

Chương 11: CÁC PHƯƠNG THỨC ĐƠN GIẢN ĐỂ THỰC HÀNH VÀ ỨNG DỤNG GRACE

Đọc đến đây, một số bạn có thể có thắc mắc về các giá trị GRACE. Có vẻ như Lòng biết ơn, Sự tôn trọng, Tinh thần Trách nhiệm, Lòng Can đảm và Tinh thần Dấn thân-Nối kết là những giá trị chung mà chúng ta đã được dạy và khuyến khích thực hành từ khi còn là một đứa trẻ. Về cơ bản chúng không có gì là đặc biệt cả. Trước khi đọc cuốn sách này, bạn có thể đã tìm hiểu về những giá trị ấy và biết rằng chúng rất quan trọng. Vậy năm giá trị này của GRACE có gì đặc biệt? Và điều gì là khác biệt giữa một người đang sống với GRACE và một người đã từ lâu hiểu rõ tầm quan trọng của GRACE? Bí mật nằm ở sự khác biệt giữa "**biết**" với "**thực hành và ứng dụng.**"

Chúng ta thường bắt đầu hành trình phát triển bản thân của mình với kiến thức. Kiến thức tuy quan trọng, nhưng kiến thức mà không đem ra thực hành thì không mang lại sức mạnh. Một khi đã hiểu được sức mạnh diệu kỳ của việc thực hành GRACE, ta cần đưa ra quyết định thực tập những giá trị này thông qua quá trình từ suy nghĩ, dẫn đến cảm giác, cảm xúc và hành động. Khi đã thực hành điều này một cách nhất quán trong ít nhất một tháng, chúng sẽ trở thành thói quen. Để rồi, bạn bắt đầu đưa ra quyết định dựa trên các giá trị GRACE mà thậm chí không cần phải suy nghĩ. GRACE theo đó sẽ tự động hòa nhập với chính bạn. Đó là khi bạn thực sự ứng dụng năm giá trị GRACE để sống một cuộc đời có mục đích, với niềm đam mê và sự trọn vẹn. Nó không còn là một khung giá trị, nó trở thành bản chất sống của bạn!

Hãy hình dung rằng có một cô nương GRACE trong chính bạn (lưu ý, tôi dùng chữ "cô nương" nhưng nếu bạn là nam giới, bạn có thể dùng chữ "công tử" thay cho "cô nương"). Cô là biểu tượng của phiên bản tốt nhất của chính bạn khi bạn nương vào cô. Cô luôn tự tin, điềm tĩnh, quan tâm và giàu lòng nhân ái. Cô biết mình là ai và cô thấu tỏ những gì mình muốn và cần trong đời. Cô can đảm, hiếu kỳ, sáng tạo và luôn rất dễ kết giao. Khi bạn kết nối được với cô ấy, bạn sẽ ở trạng thái tốt nhất. Cho dù vấn đề khó khăn mà bạn đang phải đối mặt là gì, cô ấy sẽ chỉ cho bạn cách giải quyết. Cô ấy quan tâm sâu sắc đến bạn và một lòng muốn bạn khỏe mạnh, hạnh phúc và thành công. Cô ấy luôn tồn tại trong chính bạn; tuy nhiên, vào những thời điểm mà bạn bị chế ngự bởi một bản ngã mạnh mẽ và những cảm xúc tiêu cực như giận dữ, hận thù, thất vọng, v.v., cô ấy sẽ ẩn mình.

Trong vài chương tiếp theo, tôi sẽ bàn về một số phương thức chính mà bạn có thể sử dụng để tìm thấy "cô nương" GRACE đó và kết nối với cô để ứng dụng năm giá trị GRACE thông qua suy nghĩ, cảm xúc và hành động của mình. Đầu tiên, chúng ta cần kết nối với trái tim của chính mình thông qua việc thở, thiền và thực tập yêu thương. Thông qua phương tiện kết nối này, bạn sẽ nương vào cô nương GRACE để thực hành lòng biết ơn, sự tôn trọng, tinh thần trách nhiệm và lòng can đảm để hiện hữu như chính con người mình. Tiếp theo, chúng ta sẽ thảo luận về hai phương cách quan trọng khác để giúp bạn thực hành Lòng biết ơn, Sự Tôn trọng và Tinh thần Dấn thân-Nối kết: Nhận thức về Bản thân và Thái độ Biết ơn.

Sau cùng, chúng ta sẽ thảo luận về cách gây dựng Lòng Can đảm và Tinh thần Trách nhiệm để ứng phó với những thách thức trong cuộc sống và sự chủ tâm sống một cuộc đời tốt đẹp nhất. Trong khuôn khổ của cuốn sách này, những phương cách đã nói bao gồm cả một số hoạt động đơn giản mà bạn có thể bắt đầu thực hành ngay lập tức, mang lại một số hiệu quả. Khi mà bạn nhận ra việc ứng dụng GRACE chuyển hóa cuộc sống của mình ra sao, bạn có thể tham gia cộng đồng sống đời đẹp nhất với GRACE cùng chúng tôi để đào sâu hơn về từng giá trị cũng như việc tổng hợp năm giá trị GRACE.

Mong ước chân thành của tôi là cung cấp cho bạn một số vấn đề cốt lõi để bắt đầu cuộc hành trình của riêng bạn đi tìm GRACE trong trái tim mình. Khi GRACE trở thành lối sống của bạn, bạn sẽ hiện diện trên đời với đầy đủ tính chân thực, tinh thần yêu thương và một trái tim rộng mở. Vị trí phù hợp nhất cho GRACE trong cơ thể bạn là trong trái tim, trái tim yêu thương vô điều kiện giúp bạn thở và sống mỗi ngày. Đó là món quà tuyệt vời nhất ban tặng cho ta từ khi sinh ra đời, để rồi sử dụng khỏi cần suy nghĩ trong gần như suốt cuộc đời. Đã đến lúc chúng ta kết nối với trái tim mình và cảm nghiệm thành quả tuyệt vời đến từ bản thể trung hậu nhất của mình, cô nương GRACE của bạn.

Tôi phải khẳng định lại với bạn rằng hành trình này không phải là một con đường dễ dàng. Nó sẽ bị thử thách lúc này, lúc khác. Nhưng mỗi bước đi đều thực sự đáng giá. Sẽ rất khó để bạn kiên định và kiên trì thực tập mỗi ngày. Nhưng một khi bạn được tận hưởng niềm vui và hạnh phúc lớn lao mà nó mang lại, bạn sẽ sẵn sàng làm bất cứ điều gì để tiếp tục hành trình cầu tìm cuộc sống tốt đẹp nhất của mình trong cõi tạm nơi trần thế. Điều mấu chốt cần nhớ là "PC (Persistence/Kiên trì và Consistency/Nhất quán)" (Jim Rohn). Kiên trì là không bao giờ bỏ cuộc, luôn tập trung vào những thắng lợi nhỏ mỗi ngày, vào những tiến bộ nhỏ nhoi mà bạn đạt được khi thực hành GRACE. Sẽ có lúc mọi thứ không diễn ra theo cách bạn mong đợi, bạn cảm thấy thối chí và chỉ muốn bỏ cuộc. Việc xây dựng thói quen theo năm giá trị GRACE cần thời giờ, sự kiên nhẫn và niềm tin vào bản thân. Xin đừng bao giờ bỏ cuộc cho đến khi bạn tìm được cô nương (công tử) GRACE trong chính bạn và có thể nương vào bản thể tốt đẹp nhất của mình. Kết quả sẽ thật không thể ngờ được và xứng đáng cho mọi nỗ lực mà bạn bỏ ra.

Sự nhất quán đi kèm với việc tuân thủ tất cả năm giá trị GRACE trong mọi khía cạnh đời sống của bạn, dù là đời sống cá nhân hay đời sống nghề nghiệp. Khi bạn đưa ra cam kết thực hành năm giá trị GRACE, thì chính là bạn đã cam kết mỗi ngày đều thể hiện một cách nhất quán việc hòa nhịp những suy nghĩ, cảm xúc và hành vi của mình với GRACE. Nó giúp xây nên chữ tín của bạn cũng như các mối quan hệ của bạn với người khác.

Bạn cần cả "P" và "C" để thành công trong cuộc sống. Đây là hai kỹ năng quan trọng bạn sẽ muốn làm chủ để thành công trong việc thực hành và trở thành hiện thân của GRACE.

Chương 12: PHƯƠNG THỨC SỐ 1 - KẾT NỐI VỚI TRÁI TIM - CHỌN YÊU THƯƠNG

Sức mạnh của trái tim là ở chỗ nó được kết nối với con người của bạn ở mức độ sâu sắc nhất.
~ **Eckhart Tolle**

Cơ quan thiêng liêng nhất trong cơ thể của chúng ta là trái tim. Nhờ một lực lượng thần bí nào đó trong Vũ trụ, trong số 400 nghìn tỷ cơ hội, Vũ trụ đủ yêu bạn để trao cho bạn trái tim này. Nó được hình thành ngay từ đầu, khi mầm sống của bạn được hình thành trong bụng mẹ, trước khi não được hình thành. Việc từ đâu mà sinh ra nó vẫn còn là một bí ẩn. Nhưng nó là một món quà độc nhất vô nhị dành cho bạn. Nó biết bạn là ai ngay cả trước khi bạn được sinh ra. Nó có tình yêu thủy chung và vô điều kiện dành cho bạn suốt cuộc đời, từ khi bạn cất tiếng khóc chào đời cho đến khi bạn trút hơi thở cuối cùng nơi trần thế. Nó luôn ở đó cho bạn, bên bạn và yêu thương bạn mà không có bất kỳ sự phán xét nào, dù cuộc đời đang đối xử với bạn ra sao.

Trong thập niên vừa qua, khoa học thần kinh và di truyền học biểu sinh đã phát hiện ra rằng trái tim thực tế có một bộ não nhỏ của riêng nó, và nó có thể chữa lành cơ thể cho bạn thông qua sự liên kết được thiết lập với não bộ để tạo ra những thay đổi hóa học trong cơ thể và cuối cùng là sức khỏe thể chất của bạn [2] [7]. Nếu chúng ta có thể tìm được cách kết nối với trái tim của chính mình và kích hoạt sức mạnh của tình yêu thương, ta sẽ được tiếp thêm sức mạnh từ nguồn sinh lực tuyệt vời này, điều có thể mang lại cho bạn sự tĩnh tại và một tinh thần yêu thương diệu kỳ. Chính nhờ những thực hành này mà tôi đã có thể vượt qua cơn đại hồng thủy cuộc đời trong bốn tháng đầu năm 2017.

Theo các nghiên cứu gần đây của HeartMath Institute, người ta đã xác định rằng trái tim mạnh hơn 60 lần về điện lực và 5000 lần về từ lực so với bộ não [11]. Đó là món quà tuyệt vời nhất mà một con người được ban tặng khi sinh ra đời. Trái tim vẫn đang làm việc cho chúng ta, đập 100.000 nhịp mỗi ngày để duy trì sự sống cho hơn 100 nghìn tỷ tế bào trong cơ thể. Nhưng chúng ta đã bao giờ có cơ hội để thể hiện sự trân trọng tình yêu vô điều kiện của trái tim và tôn vinh công việc nó đang làm? Một vài trong số những cách tốt nhất để kết nối với trái tim của chúng ta là thực tập hơi thở hoặc thiền định.

Nghi thức năm phút thở GRACE

Một nghi thức đơn giản gồm 5 phút hít thở sâu mỗi sáng có thể giúp bạn an trú nơi trái tim mình và thiết lập sự chủ tâm cho cả ngày hôm đó. Bạn có thể sử dụng một câu ngắn gọn để đọc lên trong ý nghĩ, chẳng hạn như *"Thở vào, tôi nhận vào sự bình*

yên!" "Thở ra, tôi mang đến tình yêu thương!" Với
bàn tay phải đặt gần trái tim trên ngực, bắt đầu làm
chậm lại hơi thở bằng cách đếm từ 1 đến 10 trong
một nhịp thở, "Thở vào, tôi cảm nhận oxy đang đi
qua mũi, đi xuống phổi, và sau đó được đưa đến trái
tim, nơi oxy được trái tim bơm đến mọi cơ quan
trong cơ thể để tạo ra năng lượng duy trì sự sống
cho tôi. Khi mỗi tế bào nhận được oxy, tôi hình
dung rằng carbon dioxide được tạo thành và được
đưa trở lại phổi để thở ra." Tất cả những hoạt động
này diễn ra trong vòng 10 giây khi bạn hít vào và
thở ra. Sau khi nín thở khoảng 4 hoặc 5 giây, hãy
thở ra. Trong khi thở ra, bạn cũng tưởng tượng rằng
bạn đang gửi năng lượng yêu thương từ trái tim trở
lại phổi và ra thế giới bên ngoài. Bạn gửi năng
lượng yêu thương này cho tất cả những người thân
yêu của bạn, bạn bè của bạn, đồng nghiệp của bạn
và thậm chí cho cả những người xa lạ.

Chúng ta có thể thực hiện bài tập thở đơn giản
này trong 2 phút. Sau đó, trong 2 phút tiếp theo, vẫn
đang đặt tay lên trái tim mình, hãy nhớ lại một
khoảnh khắc trong cuộc đời mà bạn thực sự biết ơn.
Nó có thể đơn giản là khoảng thời gian vui vẻ cùng
những người thân yêu, hoặc những thành quả mà
bạn đạt được sau khi làm việc chăm chỉ, hoặc đơn
giản chỉ là một khoảnh khắc bình yên mà bạn đã trải
nghiệm khi chiêm ngưỡng vẻ đẹp của thiên nhiên,
bất cứ điều gì mà bạn có thể nhớ được. Sau đó,
trong một phút tiếp theo, hãy tưởng tượng bạn đang

sống trong những khoảnh khắc đó để bạn có thể cảm nhận được niềm vui mà bạn đã từng cảm nhận vào chính thời điểm đó. Giữ nguyên cảm giác vui vẻ và hạnh phúc đó trong 60 giây. Sau đó, chọn một trải nghiệm tuyệt vời khác mà bạn cảm thấy biết ơn và lặp lại sự thực tập đó trong 60 giây nữa. Điểm mấu chốt là thực sự đưa bản thân trở lại những khoảnh khắc đó và hồi tưởng lại chúng, để bạn có thể tận hưởng những cảm xúc tích cực mà bạn cảm thấy vào thời điểm đó. Chỉ bằng cách sử dụng trí tưởng tượng của mình, bạn đã nâng cao tinh thần cho bản thân với nguồn năng lượng mới từ những điều may mắn đã từng xảy ra trong cuộc sống của bạn. Trong 60 giây cuối cùng, hãy tưởng tượng rằng bạn được kết nối với tất cả những người khác trên thế giới này. Hãy hình dung về sự may mắn được trở thành một người giữa 8 tỷ người và cảm nhận cảm giác của sự tương thuộc và lòng trắc ẩn, điều giúp bạn có thể gửi tình yêu thương đến mọi người xung quanh và chân thành mong ước cho họ điều tốt đẹp. Cái tâm yêu thương này sẽ kích hoạt sức mạnh của trái tim bạn. Tình yêu thực sự là cảm xúc mà trái tim chúng ta tạo ra.

Nghi thức này có thể là hoạt động được thực hiện trước tiên vào buổi sáng để sẵn sàng cho ngày mới. Nó cũng có thể được thực hiện bất cứ khi nào bạn cần một khoảnh khắc bình yên giữa sự bộn bề của cuộc sống. Chỉ mất năm phút, nhưng nó sẽ tạo nên sự khác biệt khi bạn thực hiện đều đặn mỗi ngày. Khi bạn cảm thấy áp lực công việc đang dần đè nặng và cảm thấy cơ thể căng như dây đàn báo hiệu rằng bạn đang trải qua những suy nghĩ căng thẳng, bạn có thể nghỉ năm phút để thực tập bài tập thở này. Nó sẽ giúp bạn bình tâm và kết nối lại với cô nương GRACE trong mình, cô nương mà tôi lấy làm tên gọi cho nghi thức thở GRACE.

Trước khi bạn bước vào một cuộc họp quan trọng mà có thể có một số thảo luận nảy lửa, hãy sử dụng nghi thức này để thiết lập sự chủ tâm đưa bạn vào tâm thái tích cực khi bước vào cuộc thảo luận. Trong nghi thức năm phút này, bạn có thể nhớ lại ký ức về những điều bạn đánh giá cao nơi những người mà bạn sắp tương tác trong cuộc họp. Năng lượng yêu thương từ trái tim có những tác động kỳ diệu đến cơ thể và tâm trí của bạn, định hướng cho hành động của bạn đối với người khác. Phương pháp thở đơn giản với tình yêu và sự trân trọng này là một cách hiệu quả để kết nối với đích thực trái tim bạn và kết nối bạn với trí tuệ trái tim của chính mình.

Đối với những độc giả muốn có một bài tập phức tạp hơn, hãy xem bài tập thiền tâm-não tương thông do HeartMath Institute (www.heartmath.org) cung cấp. Tony Robbins cũng có một thói quen 15 phút nạp năng lượng buổi sáng, không chỉ kích hoạt sức mạnh của trái tim mà còn gia tăng đáng kể mức năng lượng để duy trì suốt một ngày [12]. Độc giả có nhu cầu tìm hiểu thêm có thể tham khảo liên kết được cung cấp trong phần Tham khảo để đi sâu hơn trong sự thực hành nhằm kết nối với trái tim của bạn.

Thiền định

"Tất cả mọi người người đều có một sự mong cầu bẩm sinh là vượt thoát khổ đau, tìm kiếm hạnh phúc. Huấn luyện tâm trí để suy nghĩ theo lối khác đi, thông qua thiền định, là một cách quan trọng để tránh sự khổ đau và có được hạnh phúc "
~ Dalai Lama

Các nhà tâm lý học đã tuyên bố rằng khi chúng ta trải qua một ngày, thường thì 70% thời gian là dành cho những suy nghĩ căng thẳng. Những suy nghĩ căng thẳng này đã quy định cho cơ thể con người ở trong chế độ sinh tồn. Khi ở chế độ đấu tranh sinh tồn ngoài tự nhiên, tâm trí của chúng ta sẽ quan sát thế giới chỉ để tìm các tình huống giả định xấu nhất, vì ta muốn đảm bảo rằng mình có thể ứng phó được trước tình huống tồi tệ nhất. Điều mà chúng ta không nhận ra là khi ta lập trình cho suy nghĩ của mình theo cách này, ta đã hướng cho cơ thể mình sống trong sợ hãi và chịu đựng những cảm xúc tiêu cực trong cơ thể hầu hết thời gian mà ta sống trong cuộc đời. Kết quả là, chúng ta sống mỗi ngày với nỗi lo sợ thường trực về tương lai, với sự tưởng tượng trong đầu của việc chịu đựng những cảm xúc tồi tệ nhất khi những tình huống xấu nhất xảy ra, cho dù chúng chưa hề xảy đến. Sự lập trình trong tiềm thức nơi tâm trí chúng ta như thế sẽ dẫn đến một lối suy nghĩ rất hạn hẹp, không còn chỗ cho những điều tích cực hay viễn kiến về một cái kết trong an vui đầy hứa hẹn. Cuối cùng nó cũng sẽ mang đến những bệnh tật trong cơ thể chúng ta bởi các hóa chất độc hại được sinh ra do kết quả của những suy nghĩ căng thẳng. Tuy vậy, không dễ để thay đổi sự lập trình trong tiềm thức của chúng ta bởi vì con người đã ấn định suy nghĩ của mình theo cách đó quá lâu. Thiền định là một trong những phương pháp tốt nhất giúp chúng ta vượt thoát sự lập trình trong tiềm thức của mình để bắt đầu kết nối lại với trái tim và kích hoạt mối tâm-não tương thông một lần nữa để tái lập trình tâm trí của mình.

Tôi phải nhắc lại với bạn rằng việc tái lập trình tâm trí không phải là một việc dễ dàng, đặc biệt nếu bạn đã sống với những thói quen này trong vài thập kỷ. Tôi đã mất 10 năm làm việc không biết mệt mỏi, không bỏ một ngày, để thực sự loại bỏ thói quen lo lắng thái quá ra khỏi tâm trí. Khi bước vào hành trình phát triển bản thân, tôi nhận ra rằng lo lắng là thói quen hàng đầu đã thực sự ngăn cản tôi sống cuộc đời bình an và hài hòa. Thói quen lo lắng này khiến tôi phát ốm gần như bất cứ khi nào tôi đang chạy deadline cho một dự án quan trọng nào đó. Tôi hiểu rằng điều đó làm tổn hại sức khỏe bản thân và tôi muốn thay đổi. Nhưng chỉ sau khi bén duyên với thiền và thực hành trong một vài năm, tôi mới đủ khả năng để tự mình có thể loại bỏ lo lắng khỏi tâm trí. Đã có những ngày tôi muốn bỏ cuộc, nhưng việc thực hành tinh thần trách nhiệm và lòng can đảm đã giúp tôi tiếp tục cuộc hành trình của mình. Một khi bạn được trải nghiệm cảm giác bình an và yên vui mà thiền định mang lại, bạn sẽ không bao giờ muốn quay trở lại con người cũ của mình. Cuộc sống của bạn sẽ mãi mãi được thay đổi theo hướng tốt đẹp hơn.

Thực hành thiền định là thực hành chánh niệm. Đó là hướng sự tập trung vào một suy nghĩ hay một hoạt động cụ thể theo cách mà nó sẽ giúp bạn nhận thức rõ hơn về tâm trí và cơ thể của mình. Nó cũng sẽ giúp bạn bình hòa hơn về cảm xúc và tĩnh tại hơn về tinh thần. Một số nghiên cứu trên lĩnh vực Khoa học thần kinh, Di truyền học và sinh học phân tử đã chứng minh những lợi ích tuyệt vời của thiền trong việc giúp con người sống với nhiều năng lượng, sự tỉnh thức và tĩnh tâm hơn [2]. Bạn có thể tìm thấy những tài liệu tuyệt vời về thiền trên website của Hay House [13]. Các nguồn tư liệu về thiền của Tiến sĩ Wayne Dyer cũng rất hữu ích [14]. Đối với những người thiền tập theo phương pháp Phật giáo, phương pháp chánh niệm của Thiền sư Thích Nhất Hạnh là một khởi đầu tuyệt vời [15]. Tôi tin rằng mỗi người chúng ta đều có con đường riêng để tìm ra cách thức phù hợp với mình. Yếu tố quan trọng nhất là nỗ lực thiền tập lâu dài và không ngừng. Cho dù bạn chọn kỹ thuật thiền nào, bạn cần xây dựng nó thành thói quen và duy trì việc thực tập hàng ngày. Cứ hình dung rằng nếu chúng ta cần tắm rửa mỗi ngày để làm sạch cơ thể của mình, thì chúng ta cũng cần dành ít nhất năm đến mười phút mỗi ngày để làm sạch tâm trí của chính mình thông qua thiền định. Một khi thiền định trở thành thói quen hàng ngày như là tắm rửa, thì bạn sẽ tiến gần hơn đến mục tiêu trở thành hiện thân của GRACE. Thực tế thì việc bạn đang đọc cuốn sách của tôi là một cơ duyên tuyệt vời. Vì vậy, hãy chọn những gì bạn cảm thấy phù hợp và bắt đầu thực hành ngay bây giờ. Bạn xứng đáng được sống cuộc đời đẹp nhất hôm nay.

Chọn lựa yêu thương

"Hãy lan tỏa tình yêu thương ở mọi nơi bạn đến. Để không ai đến với bạn mà không cảm thấy hạnh phúc hơn."
~ Mẹ Teresa

Bài tập thở GRACE được thảo luận ở trên cho phép chúng ta kết nối về chiều kích vật chất với trái tim của mình, và kết quả là chúng ta có thể nhận rõ sức mạnh kỳ diệu của năng lượng yêu thương. Sự chủ tâm thực hành tình yêu thương này có thể tiến xa hơn với sự lựa chọn yêu thương một cách có ý thức khi chúng ta phải đối mặt với việc đưa ra quyết định trong cuộc sống hàng ngày. Khi bạn có một cuộc đấu khẩu với những người thân của mình, bạn muốn thắng hay muốn hòa? Khi bạn tương tác với những người khác, bạn có thường đặt mình vào quan điểm của người khác để hiểu cách mà họ phản ứng với sự việc? Bạn đã toàn tâm toàn ý ở đó với họ chưa, hay bạn để tâm trí mình lang thang đâu đó? Và khi bạn đối mặt với sự xung đột trong nội tâm của chính mình, bạn sẽ chọn khắt khe với bản thân hay yêu bản thân dù gì đi chăng chữa?

Khả năng yêu thương được ban tặng cho mỗi chúng ta từ khi sinh ra đời, nhưng khi trưởng thành dần, những trải nghiệm bào mòn cảm xúc mà chúng ta gặp phải trong cuộc sống đã hướng cho ta che đậy hay thế chỗ khả năng yêu thương này bằng những cảm xúc tiêu cực nhằm thích nghi với thực tại. Dần dần, chúng ta trở nên mất kết nối với bản thể yêu thương của mình (cô nương GRACE), vì tâm trí của ta đã bị chế ngự bởi những suy nghĩ căng thẳng và cảm xúc tiêu cực trong phần lớn thời gian. Vậy, chúng ta có thể làm gì để kích hoạt lại tình yêu thương này? Nếu việc thở GRACE và thiền định cho phép bạn kết nối thân thể với trái tim, bạn có thể chủ tâm lựa chọn tình yêu thương trong tâm trí để thể hiện GRACE trong mọi suy nghĩ, cảm xúc và hành động.

Al Ritter, một nhà tư vấn về quản trị và diễn giả, có một nguyên tắc cực kỳ sâu sắc mà tôi đã chứng nghiệm hiệu quả đáng kinh ngạc: *nguyên tắc 100/0* [16]. Nguyên tắc này cho rằng chúng ta phải chịu 100% trách nhiệm đối với bất kỳ mối quan hệ quan trọng nào trong cuộc đời mình. Lúc đầu, nó nghe có vẻ ngược đời. Tại sao chúng ta chịu trách nhiệm 100% trong khi đối phương không phải làm gì cả? Bản ngã chúng ta sẽ khó mà hiểu được điều này, nhưng nếu bạn cố gắng và kiên trì với nguyên tắc đó, bạn sẽ trải nghiệm được thường xuyên hơn bước đột phá giúp nâng mối quan hệ của bạn lên một tầm cao mới.

Hãy nghĩ đến một người quan trọng trong cuộc đời bạn, người mà bạn hiện đang trải qua một số cảm xúc tiêu cực do một số điều bất như ý về nhu cầu hoặc kỳ vọng của bạn nơi họ. Rồi ta hãy thử áp dụng nguyên tắc này cho người đó xem sao. Thay vì đòi hỏi người đó phải thay đổi để đáp ứng cái ta cần, chúng ta có thể chủ tâm lựa chọn tình yêu thương bằng cách làm theo bốn bước sau:

Bước 1 - Thực hành sự tôn trọng và biểu lộ tình yêu thương và lòng tốt đối với người đó bất kể người đó có xứng đáng hay không.

Bước 2 - Đừng mong đợi sẽ được đáp lại bất cứ điều gì, không điều gì cả!

Bước 3 - Đừng để những gì người kia nói hoặc làm ảnh hưởng đến cảm xúc của bạn, bất kể người đó khó ưa như thế nào.

Bước 4 - Tiếp tục đối xử với người ấy với chủ tâm cao nhất của lòng tốt, tình yêu thương và sự tôn trọng, đặc biệt là khi đối phương không đáp lại bạn theo cách tương tự [16].

82

Để thực hành nguyên tắc này, chúng ta sẽ cần gạt qua một bên cái tôi của bản thân cùng nhu cầu phê phán người khác và nhớ rằng người duy nhất chúng ta có thể thay đổi là chính mình. Khi bạn thực sự chịu trách nhiệm về mối quan hệ này với sự toàn tâm toàn ý, và thể hiện một cách chân thành bằng chủ tâm yêu thương, trong đa số trường hợp, đối phương cuối cùng sẽ nhận được nguồn năng lượng này và đáp lại. Khi điều đó xảy ra, mối quan hệ nhanh chóng chuyển từ 100/0 thành 100/100 và bạn đã đang ở trong một mối quan hệ sâu sắc hơn nhiều. Xin ghi nhớ rằng trong tất cả những trường hợp này, bạn không bao giờ nên kỳ vọng bất cứ điều gì. Khi chúng ta không có bất cứ sự mong cầu nào, ta sẽ không bực mình, thất vọng hay giận dữ khi sự kỳ vọng không được đáp ứng.

Tôi cũng thấy hữu ích khi sử dụng những câu khẳng định với cụm từ đầy sức mạnh "Tôi là."

"Tôi là sự nhiệm màu!"

"Tôi là duy nhất!"

"Tôi là tình yêu thương."

"Tôi là sự đủ đầy."

"Tôi mạnh mẽ."

"Tôi tốt đẹp."

Khi chúng ta nói ra những lời này với niềm tin sắt đá và mạnh mẽ vào bản thân và nói lớn lên đủ số lần, chúng ta thực sự đang dẫn lối cho tiềm thức của mình đến chỗ thể nghiệm những điều đó. Đây có vẻ là một bài tập rất đơn giản, nhưng sau khi thực hiện đủ thường xuyên, bạn sẽ bắt đầu nhận thấy kết quả đáng kinh ngạc. Bạn sẽ bắt đầu tin tưởng vào bản thân hơn và cảm thấy gắn kết hơn với cô nương GRACE, phiên bản tốt nhất của chính bạn bên trong mình nhiều hơn. Để có được thành tựu đó thì cần phải thực hành, vì vậy đừng bao giờ bỏ cuộc, ngay cả khi bạn không thấy bất kỳ kết quả nào sau vài lần thử đầu tiên.

Bằng cách thực hành các giá trị của lòng biết ơn (trân trọng cuộc sống, trân trọng người khác và trân trọng từng trải nghiệm đến với chúng ta), sự tôn trọng (tôn trọng trái tim của chúng ta thông qua việc tôn vinh đức yêu thương vô điều kiện của nó và tôn trọng người khác), tinh thần trách nhiệm (lựa chọn cảm giác nào cần giữ lại và chủ tâm thực hành nó), lòng can đảm (có đủ năng lượng để thể hiện tình yêu thương bất chấp nỗi sợ bị từ chối hoặc bị tổn thương), và tinh thần dấn thân-nối kết (nối kết với trái tim của chính chúng ta và Cô nương GRACE, người luôn ở đó vì bạn), thường xuyên hơn, mỗi chúng ta sẽ có thể kết nối với khả năng yêu thương sâu sắc vốn hiện hữu trong bản thân mình.

Chương 13: PHƯƠNG THỨC SỐ 2 - THỰC HÀNH TỰ NHẬN THỨC

"Sống mà không biết tìm hiểu về chính mình và về ý nghĩa cuộc đời thì không đáng sống."

~ Socrates

Khi đọc đến đây, một số bạn có thể nói *"Chà, tất cả những khái niệm này nghe có vẻ rất đơn giản, nhưng nói thì dễ hơn làm!"* Tôi không thể nào không đồng tình hơn được. Nó không bao giờ dễ dàng cả, và sự tự nghi ngờ bản thân luôn đóng một vai trò chi phối trong cuộc sống của chúng ta mà gần như là tự động, suy nghĩ này xuất hiện khi bạn đọc về một phương thức mới giúp bạn thay đổi cách suy nghĩ của mình. Một trong những phương thức then chốt giúp bạn thực hành GRACE là tạo lập và thực hành sự tự nhận thức bản thân. Làm sao ta có thể hiểu và kết nối tốt với người khác khi mà ta không hiểu và không nhận diện được những suy nghĩ, cảm xúc và hành vi của chính mình?

Đầu tiên, chúng ta phải nhận thức được rằng những trải nghiệm trong đời mình phần lớn được định hình bởi những cảm xúc, và cảm xúc của chúng ta là kết quả của những suy nghĩ, niềm tin và lăng kính mà ta sử dụng để xử lý thông tin xung quanh mình. Câu chuyện bạn nói với chính mình là rất quan trọng trong việc tạo ra loại cảm xúc mà bạn sẽ có. Tự nhận thức là khả năng nhận thức được những câu chuyện chúng ta nói với chính mình về bản thân và về thế giới; nhận thức về lăng kính mà chúng ta sử dụng để xử lý thông tin quanh mình; và nhận thức được các phản ứng từ cơ thể của chúng ta trước bất kỳ tình huống nào. Đó là sự tư duy về tư duy của chính chúng ta. Cách chúng ta nghĩ, cách chúng ta nhìn nhận về người khác và cách chúng ta hành động và phản đều dựa trên sự lập trình nơi vô thức được định hình từ những kinh nghiệm trong quá khứ. Phải có sự nỗ lực mới nhận diện được loại chương trình cài đặt mà chúng ta vốn đang sử dụng để bước trong cuộc đời.

Thứ hai, để phát triển khả năng nhận thức về chính mình, chúng ta cần hiểu giá trị của bản thân, những nhu cầu, thói quen, cảm xúc, những điểm mạnh và điểm yếu của mình. Đã bao giờ bạn dành sự chú ý đến những cảm xúc của chính mình trong ngày hôm đó và nhận diện những suy nghĩ chủ đạo dẫn đến những cảm xúc đó là gì hay chưa? Bạn đã bao giờ để ý đến sự thay đổi trong chính cơ thể mình khi phản ứng trước những tác nhân tiêu cực từ môi trường (ai đó chỉ trích bạn, ai đó mắng mỏ bạn, ai đó đối xử với bạn không tốt, ai đó bắt nạt bạn)? Cơ thể của chúng ta rất thông minh và nó thực sự tiếp nhận cảm xúc của chúng ta nhanh hơn so với ý thức, nhưng phần lớn chúng ta thường không chú ý đến phản ứng cứng ngắt ở một số bộ phận cơ thể hoặc sự căng thẳng mà chúng ta cảm thấy nơi một vài khu vực trên thân mình khi những cảm xúc tiêu cực xuất hiện.

Dưới đây là một số cách tiếp cận đơn giản để phát triển sự tự nhận thức của chúng ta:

Phân tích SWOT cá nhân với dòng thời gian cuộc đời

Tiến hành phân tích Điểm mạnh/Strength-Điểm yếu/Weakness - Cơ hội/Opportunities - Thách thức/Threat (SWOT) về bản thân bạn. Điểm mạnh của bạn là gì? Điểm yếu của bạn là gì? Những cơ hội cho bạn phát triển về cá nhân và về chuyên môn là gì? Và đâu là những suy nghĩ hoặc hành vi không mong muốn đe dọa đến sức khỏe và hạnh phúc của bạn? Viết điều này ra một tờ giấy và nếu có thể, hãy xin ý kiến đóng góp và phản hồi từ những người thân hoặc bạn bè, những người sẵn sàng cho bạn sự phản hồi trung thực. Sau khi có được bản phân tích SWOT này, hãy xác định những cơ hội cho sự phát triển cá nhân mà bạn muốn khám phá, và suy nghĩ xem những điểm yếu của bản thân mà bạn muốn thay đổi hoặc cải thiện là gì. Bạn cũng có thể nhận định đâu là ba giá trị hàng đầu là bạn muốn thể hiện khi sống trong cuộc đời, cũng như những nguyên tắc sống không thể đánh đổi mà bạn muốn theo đuổi (chẳng hạn như sự trung thực hay chính trực). Việc thực hiện phân tích này sẽ cho bạn cái nhìn rõ ràng để hiểu và nhận thức rõ về bản thân, đồng thời tạo lập nền tảng cho sự phát triển cá nhân của mình.

Sau khi có được SWOT cá nhân, hãy vẽ dòng thời gian của cuộc đời bạn. Hãy dành một chút thì giờ để nhìn lại cuộc sống của bạn cho đến thời điểm hiện tại và xác định tất cả những sự kiện có tác động lớn trong cuộc đời, dù đó là những sự kiện vui vẻ hay những sự kiện khiến bạn khổ đau. Hãy phơi bày hết ra. Hoạt động này sẽ mang lại cho bạn sự nhận thức về những điều xảy ra trong quá khứ đã đưa bạn đến vị trí của ngày hôm nay. Và sau đó sẽ đến lượt bạn quyết định cột mốc tiếp theo cho tương lai.

Ghi nhật ký cảm xúc

Mỗi ngày, vào cuối buổi, hãy dành khoảng 10 phút để nhìn lại và sau đó viết ra những cảm xúc bạn đã trải qua trong ngày. Bạn có thể chia trang giấy thành hai cột, cột bên trái ghi lại những cảm xúc tích cực như vui vẻ, hạnh phúc, yêu thương hoặc quan tâm và cột bên phải ghi lại những cảm xúc tiêu cực như tức giận, thất vọng, căng thẳng, buồn bã, chán nản v.v.

Đối với một số cảm xúc lặp lại nhiều lần, bạn cũng đồng thời xác định xem tình huống nào đã khơi mào cho chúng và viết xuống. Một khi bạn xác định được những suy nghĩ thường trực gây nên những cảm xúc này và ghi lại những cảm xúc này càng nhiều lần, bạn càng có được sự nhận thức khi mà chúng quay trở lại vào ngày hôm sau. Khi bạn bắt đầu để ý đến những cảm xúc và suy nghĩ hàng ngày, bạn sẽ bắt đầu sự nhận diện về cách mà chúng vận hành. Đây là sự khởi đầu hành trình chuyển hóa bản thân của bạn.

Xem xét và nhận diện tức thời

Sau khi quan sát và ghi lại những cảm xúc này trong một tuần, bạn sẽ bắt đầu nhận thấy những cảm xúc này khi chúng xuất hiện, và nhận thức của bạn về những suy nghĩ và cảm xúc của chính mình sẽ được cải thiện đáng kể. Hãy luôn đặt cho mình những câu hỏi, như *"Điều gì khiến tôi cảm thấy khó chịu?" "Điều gì làm tôi giận dữ?" "Điều tôi ghét nhất là gì?" "Điều gì khiến tôi hạnh phúc?" "Điều gì khiến tôi cảm thấy thoải mái?"* Bạn sẽ ngạc nhiên khi não bộ của mình lựa ra những câu hỏi đó và bắt đầu đi tìm câu trả lời. Điểm mấu chốt nằm ở việc thiết lập sự chủ tâm và chú tâm đến từng suy nghĩ, cảm giác và cảm xúc của bạn trong suốt cả ngày.

Đây không phải là một sự thực tập dễ dàng, nhưng có thể làm được, và kết quả nó mang lại sẽ xứng đáng với tất cả những nỗ lực của bạn. Một khi biết được điều gì mang lại cho mình niềm vui và điều gì khiến bạn đau khổ trong lòng, bạn có thể chủ tâm tạo nhiều thêm những cơ hội để có được niềm vui và ít hơn những sự vụ gây nên đau khổ.

Tất cả bắt đầu từ sự tự nhận thức về bản thân và chủ ý làm chủ cuộc đời của bạn.

Xin đóng góp ý kiến về chính mình

Đôi khi, thông tin tốt nhất mà chúng ta có thể thu thập về bản thân đến từ những người thân hoặc những người bạn chí cốt, những người luôn nói cho ta sự thật. Bạn có thường hỏi ý kiến về những gì mình đang làm từ những người mà bạn tin tưởng? Là một con người, cuộc sống của ta không thể trọn vẹn nếu không có những người khác, những người quan trọng trong cuộc đời: gia đình, những người quan trọng khác, bạn thân, người thầy cố vấn, v.v. Bạn có thể hình thành một "vòng tròn bạn bè" gồm những người mà bạn tin tưởng và chủ động xin ý kiến phản hồi rằng họ nhìn nhận thế nào về cách mà bạn hành xử trong cuộc đời và cách bạn tương tác với những người khác. Những người coi trọng ta sẽ không ngại đưa ra phản hồi mang tính xây dựng để giúp chúng ta cải thiện.

Cuộc hành trình thực hành GRACE thông qua việc tự nhận thức bản thân sẽ mở rộng trái tim và giúp bạn phát triển thành bản thể tốt nhất của mình. Những cách tiếp cận nói trên chỉ là một vài cách mà bạn có thể bắt đầu thực hành ngay. Càng thực hành nhiều, chúng ta càng có khả năng kết nối được với Cô nương GRACE, phiên bản tốt nhất của mình.

Chương 14: PHƯƠNG THỨC SỐ 3 - XÂY DỰNG THÁI ĐỘ của LÒNG BIẾT ƠN

Lòng biết ơn không làm cho thực tại thay đổi. Nó chỉ làm sạch tấm kính mà bạn dùng để nhìn qua để có thể thấy rõ những sắc màu thực tại.
~ Richelle E. Goodrich

Một trong những thói quen quan trọng có khả năng làm thay đổi cuộc sống của chúng ta để sống cuộc đời tốt đẹp nhất đó là sống với thái độ của Lòng Biết ơn. Như Mục sư Chuck Swindoll đã nói, "Cuộc sống gồm 10% là những gì xảy đến với bạn và 90% là cách mà bạn phản ứng lại." Thái độ của chúng ta đối với cuộc sống thực sự quyết định hạnh phúc mà chúng ta trải nghiệm trong đời. Thái độ này thực tế phụ thuộc vào cách chúng ta xử lý thông tin xung quanh mình. Bạn đang sử dụng loại lăng kính nào để trải nghiệm cuộc sống?

Tôi muốn mời bạn sử dụng lăng kính tập trung vào những phước hạnh mà mình nhận được trong đời sống, và chúng thật là dồi dào. Đây phải là một sự chọn lựa có ý thức, vì bộ não của chúng ta không được tổ chức theo cách đó. Não của ta được tổ chức để tập trung tìm kiếm những mối hiểm họa tiềm tàng có thể xảy đến, khi mà bản năng của chúng ta là đấu tranh sinh tồn. Thật ra bản năng đó cũng không có gì sai. Nhưng nếu chúng ta để lăng kính đó thu mất 40-50 bit quý giá (mỗi giây) của cuộc đời lâu dần sẽ tạo thành nếp nghĩ, thì ta sẽ đánh mất cơ hội để sống một cuộc đời tràn đầy niềm vui và hạnh phúc.

Thái độ của lòng biết ơn thật ra là điều gì mà chúng ta thường tập trung nhiều nhất trong cuộc sống của mình. Chúng ta tập trung vào những gì mà mình đã và đang có (vốn đã ngập tràn quanh ta), hay là chúng ta tập trung vào những gì mà mình không có (điều khiến ta cảm thấy không khi nào là đủ)? Chúng ta tập trung vào những gì mà mình có thể kiểm soát (từ đó ta có thể phát xuất những hành động cần thiết để tiến lên phía trước), hay là chúng ta tập trung vào những gì mình không thể kiểm soát (để ta cảm thấy hoàn toàn trở thành nạn nhân). Chúng ta tập trung vào một tương lai đầy hứa hẹn khi tất cả những thử thách hiện thời qua đi, hay là chúng ta tập trung vào những trải nghiệm đau đớn trong quá khứ và chúng sẽ ngăn cản mình tận hưởng cảm giác hạnh phúc và vui vẻ trong hiện tại?

Việc lựa chọn lăng kính của lòng biết ơn không chỉ tiếp thêm năng lượng cho chúng ta với trái tim biết ơn mang đầy sự trân trọng, mà nó còn thúc đẩy ta hướng tới những hành động cho đi, phụng sự, và yêu thương để xứng đáng với những phước lành mà mình được đón nhận. Nhờ đó, ta có được sự nối kết với trái tim của mình và kích hoạt sức mạnh diệu kỳ của năng lượng của tình yêu thương. Vậy thì, một số thực hành đơn giản mà chúng ta có thể sử dụng để xây dựng và phát triển thái độ của Lòng biết ơn là gì?

Ghi Nhật ký Biết ơn

Viết ra những điều khiến bạn biết ơn mỗi ngày là một cách thực tập đơn giản mà hết sức hiệu quả. Vào cuối mỗi ngày, hãy dành 10 đến 15 phút để viết ra ba điều mà bạn biết ơn và một bài học bạn đã có được trong ngày hôm đó. Nếu thời gian biểu của bạn quá dày đặc, hãy cố gắng thực hiện bài tập này ít nhất ba đến bốn lần mỗi tuần. Thực hiện liên tục trong hơn một tháng. Bắt đầu quan sát hạnh phúc của chính mình và cách mà điều này tác động đến suy nghĩ, cảm giác và cảm xúc của bạn. Một số người mà tôi hướng dẫn thì ghi nhật ký biết ơn vào điện thoại của mình, cách này cũng hay. Tuy vậy, hành động viết lên một tờ giấy có sự tác động đặc biệt lên não bộ, giúp chúng ta ghi nhớ tốt hơn.

Khi bạn ngồi xuống và ghi lại những điều may mắn này, hãy viết thật cụ thể về người đã đối tốt với bạn, hoặc một sự việc nào đó khiến bạn ngạc nhiên thích thú, hoặc có thể chỉ là một điều gì đó nho nhỏ bạn nhận ra trên đường đi làm: ánh nắng đẹp, nụ cười hạnh phúc từ một người lạ, một em bé bước qua với cái nhoẻn cười tươi tắn trên môi, hay thậm chí là đàn chim ríu rít trên cây. Thói quen này sẽ giúp bạn bắt đầu chú ý hơn đến những điều tích cực nhỏ xung quanh mình và khai mở nhận thức của bạn về vẻ đẹp của cuộc sống xung quanh mình.

Nếu một ngày nào đó bạn không thể tìm thấy bất cứ điều gì thú vị bởi có thể đã có quá nhiều trải nghiệm tồi tệ trong một ngày, thì hãy nhìn vào sâu bên trong chính bạn và nhận ra sự kỳ diệu biết bao của hệ cơ quan bên trong đang cùng sống với bạn cuộc đời này! Hãy tưởng tượng 100 nghìn tỷ tế bào trong cơ thể bạn, tất cả đều hoạt động nhịp nhàng với sự phối hợp bền bỉ của từng cơ quan, bắt đầu từ não, tim, phổi, gan, ruột, v.v. Cơ thể chúng ta là một hành tinh tự vận hành một cách trơn tru trong vô thức, duy trì cho con người chúng ta được tồn tại. Việc thực hành năm phút thở GRACE sẽ giúp bạn cảm nghiệm sự nhận thức sâu sắc về ơn phước tuyệt vời này. Để rồi bạn có thể viết xuống sự biết ơn của mình đối với cảm giác đó.

Đối với trải nghiệm tiêu cực, chỉ ghi lại sự kiện nổi bật nhất mỗi ngày. Khi bạn viết nó ra, hãy tự hỏi bản thân bài học rút ra từ sự việc này là gì. Hãy biết ơn bài học mà nó đã mang lại cho mình. Qua lăng kính của lòng biết ơn, một trải nghiệm tồi tệ cũng mang hình hài của một món quà. Nó có mục đích là dạy cho chúng ta một bài học mà ta cần biết đến và áp dụng trong tương lai để trở thành một phiên bản tốt hơn của chính ta.

Viết một lá thư cảm ơn chân thành xuất phát từ trái tim

Bạn đã bao giờ nghĩ đến tất cả những người quan trọng trong cuộc đời mình, những người đã tác động đến bạn theo cách nào đó, những người đã tạo nên bạn như ngày hôm nay? Bạn đã bao giờ chủ động viết một lá thư (tay) để nói lời cảm ơn chân thành đối với những gì họ đã làm cho bạn? Nếu đã từng viết lá thư đó, thì bạn cảm thấy thế nào khi viết lá thư? Vẻ đẹp của sự cảm kích là ở chỗ, không chỉ người nhận được sự tán thưởng có cảm giác tốt, mà người thể hiện sự cảm kích cũng cảm thấy tuyệt vời. Trong bất kỳ chuyến đi nào, tôi luôn mang theo một xấp Thiệp cảm ơn và một cây bút bên mình. Tôi rất thích viết những tấm thiệp cảm ơn, vì nó không chỉ mang lại niềm vui cho những người mà tôi trân trọng, mà nó còn mang lại niềm vui cho tôi với hành động viết nó và gửi nó đi.

Hãy cam kết viết một email cảm ơn hoặc một lời cảm ơn viết tay cho người đã tạo nên sự khác biệt trong cuộc sống của bạn, ít nhất là một lần mỗi tuần, thậm chí tốt hơn là, mỗi ngày. Chẳng hạn, một sinh viên tên Brian Doyle đến từ San Diego, California, người đã qua khỏi trong một tai nạn xém chết. Sau đó, anh bắt đầu dự án kéo dài một năm có tên "365 ngày nói lời cảm ơn", trong đó mỗi ngày anh đều xác định một người đã tạo ảnh hưởng tốt trong cuộc đời mình. Anh chính thức bày tỏ lòng biết ơn đối với người đó, nếu không gặp được trực tiếp, thì qua mạng xã hội hoặc email. Trải nghiệm đó đã thay đổi cuộc đời anh và tạo ra một phong trào sôi nổi trong vòng kết nối bạn bè của anh. Đó là sức mạnh của tình yêu thương và lòng biết ơn thông qua nghệ thuật của lòng biết ơn thể hiện qua lời cảm ơn.

Đi bộ trong tỉnh thức

Thực tập tỉnh thức trong chánh niệm luôn là một cách tuyệt vời để nhận thấy được vẻ đẹp của cuộc sống nói chung. Nó đánh thức niềm vui sâu sắc nhất trong trái tim khi ta tập trung vào niềm hạnh phúc khi đang được sống. Những phút giây tỉnh thức trong chánh niệm là rất quý giá cho những người có lối sống bận rộn với một tuần làm việc 60-80 giờ. Càng bận rộn, bạn càng cần phải chủ động lên lịch đi bộ trong tỉnh thức. Một hoạt động đơn giản có thể là đi bộ trong tỉnh thức ngoài môi trường thiên nhiên, đó có thể là khu vực quanh nhà, một công viên với nhiều cây cối, hoặc một vùng nước, nơi bạn có thể chầm chậm đi dọc theo ven bờ. Nó không chỉ làm tăng sự nhận thức của bạn đối với sự tuyệt vời của thiên nhiên xung quanh, mà còn cho bạn một số hoạt động thể chất để tăng cường hệ thống miễn nhiễm trong chính cơ thể của bạn.

Bạn cần lên lịch cho việc đi trong tỉnh thức này hàng ngày, dù chỉ khoảng 10 đến 15 phút. Trong khi bước đi, đừng nghĩ gì về công việc, mà hãy chú ý đến từng bước chân, tập trung vào thân thể, vào hơi thở của mình, rồi mở rộng cảm nhận đến âm thanh trong tự nhiên (tiếng chim ríu rít, tiếng gió thoảng qua, tiếng lá xạc xào). Tiếp theo, chú ý đến màu sắc của mọi thứ xung quanh mình. Bài tập này tập trung vào việc đi bộ trong khi chỉ chú ý đến hơi thở của chính mình và cảm nhận về thế giới xung quanh. Nó sẽ kết nối chúng ta trở lại với bản thể tốt đẹp nhất của mình và xoa dịu tất cả căng thẳng, trong khi cơ thể ta có được bài tập thể dục cần thiết cho cơ bắp. Tôi bắt đầu thực tập đi bộ trong tỉnh thức vào đầu năm 2017 với mục đích giúp xương chắc khỏe hơn và cơ thể được dai bền hơn trong cuộc đi bộ. Sau 10 tháng, tôi đã hoàn thành cuộc thi bán marathon đầu tiên, điều mà tôi không bao giờ tưởng tượng được là tôi có thể làm. Nó không chỉ giúp tôi giải tỏa căng thẳng mà còn rèn luyện cơ bắp và giúp tôi trở thành một phiên bản tốt hơn rất nhiều của chính mình. Tôi vô cùng biết ơn điều đó.

Làm một Chiếc Lọ Vui Vẻ

Ý tưởng về một Chiếc Lọ Vui vẻ [18] được dùng như một vật chứa đựng những biểu trưng của hạnh phúc và điều may mắn mà bạn trải nghiệm trong suốt cả ngày. Hãy lấy một chiếc lọ lớn và một xấp giấy. Khi bạn nghĩ đến hoặc có trải nghiệm hạnh phúc hay vui vẻ, chỉ việc viết nó ra và bỏ vào lọ. Để rồi, vào những ngày mà bạn dường như không thể tìm thấy điều gì làm cho mình vui được, thì chỉ việc tìm đến chiếc lọ, lấy ra một mẩu giấy đã ghi, là sẽ ngay lập tức được gợi lại vô vàn niềm vui thú quanh mình. Nó sẽ giúp biến những ngày chẳng mấy tốt lành của bạn thành những ngày vui sướng ngất ngây.

Thông qua lăng kính của Lòng Biết ơn, chúng ta có thể đưa ra sự chọn lựa để sống một cuộc đời hạnh phúc bất kể cuộc sống đang đối xử với ta như thế nào. Dĩ nhiên không phải lúc nào cũng dễ dàng cho chúng ta để đưa ra sự chọn lựa đó, nhưng nếu thực hành đủ nhiều và có sự quyết tâm trong lòng, bạn sẽ bắt đầu thấy được sức mạnh của việc sống cuộc đời với trái tim của lòng Biết ơn.

Tôi luôn nhớ đến câu chuyện về thái độ biết ơn của một cụ bà 92 tuổi đã bị hơi lòa mắt. Người chồng 70 năm chung sống của bà đã qua đời, kết quả là bà phải chuyển đến viện dưỡng lão. Sau khi đợi hàng giờ ở hành lang, cuối cùng bà cũng được chỉ đường đến phòng của mình. Với niềm say mê như của một đứa trẻ tám tuổi vừa được món đồ chơi mới đầu tiên, bà thốt lên, "Tôi thích quá! Tôi rất thích ở phòng này!" Cô phụ tá bối rối và nói với bà "nhưng khoan đã, bà còn chưa nhìn thấy căn phòng mà?" Rồi bà trả lời bằng tuyên ngôn tuyệt vời như thế này:

"Hạnh phúc là thứ do bạn quyết định trước. Tôi thích căn phòng đó hay không, không phụ thuộc vào cách đồ đạc trong phòng được bài trí ra sao, mà là cách tôi sắp đặt tâm trí của mình như thế nào. Tôi

đã quyết định là yêu thích nó. Đó là một quyết định mà tôi đưa ra mỗi sáng khi thức giấc. Tôi có sự chọn lựa; hoặc là tôi có thể dành cả ngày trên giường để kể lể sự khổ sở với các bộ phận cơ thể đã hết xài được, hoặc là rời khỏi giường và biết ơn những cái còn xài được. Mỗi ngày là một món quà, và khi mà mắt tôi còn mở và tôi còn nhìn thấy dù là không rõ, tôi sẽ tập trung vào ngày mới cùng tất cả những ký ức vui vẻ mà tôi đã cất giữ, chỉ để dành cho đoạn đời này! "(Herald Journal, 2002).*

Tập Cười

Tiếng cười là một trong những liều thuốc tự nhiên đơn giản và hiệu quả nhất cho sức khỏe của chúng ta. Khi một người mỉm cười hoặc cười lên thành tiếng, não bộ sẽ sản sinh ra ba chất hóa học quan trọng giúp cải thiện đáng kể hệ thống miễn nhiễm và tâm trạng của chúng ta: endorphins, serotonin và dopamine. Thực tế không có sự khác biệt về hiệu quả khi bạn bật cười thật sự hay tự tạo ra tiếng cười. Khi bạn cười, cơ thể bạn trở nên thư giãn và các hóa chất này sẽ tự động được tiết ra. Bên cạnh những lợi ích đó, mỉm cười hay cười thành tiếng có thể giúp gắn kết các thành viên trong nhóm dễ dàng hơn.

Tôi nhớ đến vị CIO của một công ty kỹ thuật mà tôi phục vụ, sau khi tham dự huấn luyện, ông ta đã chế ra một nghi thức khởi đầu cuộc họp hàng tuần với nhóm nhân viên mình phụ trách. Mục tiêu của ông là mang tiếng cười vào trong phòng trước khi cuộc họp bắt đầu, và ông nói rằng nó thực sự giúp ích cho động lực của nhóm. Việc chọn một bức biếm họa mang lại tiếng cười để bắt đầu cuộc họp đã trở thành thói quen. Bằng cách này, mọi người có xu hướng thoải mái hơn và cởi mở hơn với những ý tưởng mới hoặc trái chiều từ các thành viên trong nhóm.

Còn đối với tôi, tiếng cười là công cụ tốt nhất giúp tôi trở nên cởi mở và thoải mái hơn để từ đó thực hành thái độ biết ơn một cách thuận lợi. Tôi đã tập cho mình cười trước gương 2-3 phút mỗi ngày trong thói quen buổi sáng, và nó đã mang lại hiệu quả kỳ diệu. Bạn có thể hỏi "Cô làm như thế nào thế, Anhlan?" Câu trả lời đơn giản là *"Cứ cố là có/Cò gỗ mổ cò thật!"* Tiếng cười có tính lây lan. Mình đã bắt đầu cười rồi thì đôi lúc khó mà ngừng lại được. Sau khi tôi thực hành nó liên tục được một tháng, các đồng nghiệp đã nhận ra và hỏi: "Anhlan, có chuyện gì xảy ra với cô mà làm cho cô vui hơn hẳn thế? Chúng tôi thấy nụ cười của cô hình như lan truyền ra nhiều và trông cô có vẻ hạnh phúc hơn nhiều." Đừng bao giờ đánh giá thấp giá trị của việc cười, cả mỉm cười và cười lớn tiếng.

Chương 15: PHƯƠNG THỨC SỐ 4 - XÂY DỰNG CƠ BẮP CHO LÒNG CAN ĐẢM VÀ TINH THẦN TRÁCH NHIỆM

"Anh ta là người can đảm bởi biết chịu đựng và sợ những điều chính đáng, vì động cơ chính đáng, theo cách chính đáng và vào những thời điểm chính đáng!"
~ *Aristotle*

Hai giá trị Lòng Can đảm và Tinh thần Trách nhiệm song hành với nhau trong việc hỗ trợ bạn thành tựu những mục tiêu và ước mơ của mình. Thực hành tinh thần trách nhiệm là đưa ra quyết định rằng bạn sẽ chịu trách nhiệm 100% cho cuộc sống của mình, mà không đổ lỗi cho hoàn cảnh. Sự cam kết này tiếp thêm năng lượng cho bạn để tiến về phía trước với sự sẵn sàng làm những gì cần thiết nhằm đạt được mục tiêu. Đó là niềm tin vào bản thân rằng bạn có những gì cần thiết để đối mặt với nỗi sợ và vượt qua bất kỳ trở ngại nào mà cuộc đời đưa đến cho bạn. Ngược lại, điều này đòi hỏi bạn phải thực hành lòng can đảm. Thực hành lòng can đảm không có nghĩa là bạn không có nỗi sợ. Nó có nghĩa là bạn thừa nhận nỗi sợ của mình và đón nhận chúng trong khi vẫn tự mình vượt qua chính những nỗi sợ của chính mình.

Sau đây là một số bước bạn có thể thực hiện khi đối mặt với nỗi sợ của mình: (1) Nhận diện nỗi sợ của bạn - nếu bạn đã muốn thực hiện một số hành động mà còn chưa làm, hãy tự hỏi bản thân "Những nỗi sợ ngăn cản tôi hành động là gì?" (2) Một khi bạn đã thấy rõ nỗi sợ của mình, hãy hỏi bản thân "Tại sao tôi lại có những nỗi sợ này?" (3) Câu hỏi tiếp theo mà bạn có thể tự hỏi mình là "Tác động của những nỗi sợ này lên cuộc sống của tôi là gì?" và viết chúng ra. (4) Khi mà bạn nhận ra rằng những nỗi sợ này sẽ ngăn cản mình hành động để đạt được mục tiêu hoặc ước mơ, thì hãy yêu cầu bản thân đưa ra một trong hai lựa chọn sau: (a) đối mặt với nỗi sợ để hành động nhằm đạt được mục tiêu dù chỉ với một bước tiến nhỏ; hoặc (b) chấp nhận đầu hàng trước nỗi sợ và quay trở lại con người cũ của bạn.

Không có gì đáng sợ hơn bản thân nỗi sợ. Khi bạn đã quyết định những nỗi sợ nào mà mình muốn vượt qua để có thể thực hiện những hành động hướng tới mục tiêu, hãy nghĩ đến chữ SỢ/FEAR với ý nghĩa là *"False Evidence Appears Real/Tưởng thế mà Không phải thế/Nhìn giả hóa thật"*(Tony Robbins) [17]. Hãy tự nhủ rằng nỗi sợ chỉ là một hóa chất trong não của bạn, là sự tưởng tượng về tình huống tồi tệ nhất nơi viễn cảnh còn chưa xảy ra. Lúc mà bạn có thể gọi tên nỗi sợ và thừa nhận nó, là lúc bạn có thể chiến thắng nó để tiếp tục và hoàn tất kế hoạch hành động đã đưa ra.

Việc thực hành Phương thức số 1 để kết nối với phiên bản GRACE trong chính mình sẽ giúp bạn tập hợp đủ sức mạnh và năng lượng để vượt qua nỗi sợ và tiến về phía trước. Một số bạn có thể nói "Nói thì dễ nhưng làm thì khó! Có dễ gì mà vượt qua được nỗi sợ của chính mình chứ?" và tôi hoàn toàn có thể thông cảm. Đó luôn là sự chọn lựa mà bạn thực hiện mỗi ngày về việc sống cuộc đời mình ra sao! Đó là giá trị của tinh thần trách nhiệm mà chúng ta cần tôn trọng. Bạn có thể tìm một người hướng dẫn, cố vấn hay một đối tác chịu trách nhiệm buộc bạn phải có trách nhiệm về quyết định mà mình đưa ra.

Sẽ có lúc bạn nghi ngờ bản thân và cảm thấy rằng mình sẽ không bao giờ có thể vượt qua được những sự trở ngại. Chặng đường có thể dài và mệt mỏi chán chường, nhưng hãy tập trung vào kết quả cuối cùng của việc sống cuộc đời thực sự là của mình sẽ cho bạn đủ sức mạnh để bước tiếp. Như có câu nói rằng, *"Người chiến thắng không bao giờ bỏ cuộc! Và người bỏ cuộc không bao giờ chiến thắng!"* (Lisa Nichols).

Hãy chọn để sống! Hãy chọn để ước mơ! Hãy chọn để chiến thắng !

Chương 16: LỜI KẾT

Như vậy, bạn có thể bắt đầu hành trình sống với GRACE ngay hôm nay bằng cách thực hành một vài trong số bốn phương thức được mô tả ở trên:

• Kết nối với trái tim của bạn - lựa chọn để yêu thương;

• Thực hành và phát triển sự nhận thức về bản thân;

• Thực hành thái độ biết ơn; và

• Xây dựng cơ bắp cho tinh thần trách nhiệm và lòng can đảm của bạn.

Khi bạn đã kết nối được với trái tim của chính mình và có thể đồng điệu với phiên bản GRACE của chính mình trong suy nghĩ, cảm xúc và hành động, cuộc sống của bạn sẽ được nâng tầm lên một cấp độ mới của nhận thức, và cảm thấy hạnh phúc và niềm vui mà bạn chưa từng hình dung tới. Đó là một đời sống thông qua việc thực hành và ứng dụng năm giá trị của GRACE.

Có một phần nào đó trong chúng ta luôn mơ về cuộc sống tốt đẹp nhất trong tương lai. Nó bắt đầu từ khi chúng ta còn là một đứa trẻ. Rồi trên bước đường đời, ai đó trong số chúng ta đã đánh mất đi giấc mơ ấy. Chúng ta đã rất nhiều lần được bảo rằng *chúng ta không đủ sức!* đến mức ta đã trở nên đinh ninh như thế, để rồi ngừng ước mơ và ngừng thử. Nhưng nếu bạn không có một khát vọng thật lớn về phiên bản tương lai của chính mình mà bạn muốn trở thành, thì bạn sẽ bị mắc kẹt với trải nghiệm đau khổ trong quá khứ cùng "con người cũ" và tiếp tục sống cuộc đời không trọn vẹn được lập trình một cách vô thức. Và trước khi bạn nhận ra điều đó, bạn sẽ đi đến cuối chặng đường đời và hối tiếc vì đã không cất lên "bài hát" tuyệt vời của chính mình.

Hãy nghĩ xem cuộc sống của bạn sẽ như thế nào khi bạn làm sống lại ước mơ của mình và kết nối lại được phiên bảm tốt nhất trong chính bạn. Thực hành và ứng dụng GRACE sẽ dẫn lối cho bạn đến chỗ sống cuộc đời đẹp nhất của mình!

Trong khuôn khổ cuốn sách này, tôi hy vọng đã cung cấp cho bạn một cái nhìn tổng quan của việc sống cuộc đời với năm giá trị của GRACE, biểu hiện qua một số phương thức đơn giản mà hữu hiệu để thực hành mang lại kết quả rõ ràng và ngay lập tức.

Nền tảng của những phương thức này dựa trên thực tế là trải nghiệm cuộc sống của chúng ta thực sự được tạo nên bởi thân, tâm và trí. Cách chúng ta nghĩ và cảm nhận sẽ tạo nên trạng thái thực tại của mình, và chính trạng thái thực tại đó sẽ quyết định hạnh phúc của chúng ta trong đời sống này. Chúng ta cần đến thân, tâm, và linh hồn để chuyển hóa bản thân thông qua quá trình học bằng đầu óc (hiểu được lợi ích của việc thực hành GRACE), thực hành bằng đôi tay (những hành động lặp đi lặp lại để tôn vinh các giá trị GRACE trong đời sống hàng ngày), và cuối cùng là dụng được những giá trị này nơi trái tim chính mình (khi năm giá trị GRACE trở thành phương thức hiện tồn của chúng ta).

Mong ước chân thành của tôi dành cho bạn là hãy thực hiện bước đầu tiên hướng đến sống cuộc đời đẹp nhất của bạn! Hãy nhớ rằng bạn có quyền năng từ chính cá nhân mình và có những gì cần thiết để sống một cuộc đời hạnh phúc và viên mãn! Hạnh phúc đến từ trái tim kỳ diệu của chính bạn và phiên bản GRACE tốt đẹp nhất hiện hữu trong chính bạn.

Cuốn sách này là một món quà của tình yêu thương và lòng biết ơn mà tôi muốn chia sẻ với bạn bởi vì tôi cảm nhận sâu sắc sự sống quý giá mà tôi được ban tặng trên trái đất này. Nếu những điều chia sẻ trong cuốn sách này đã thắp lên ánh lửa trong bạn, thì tôi muốn mở rộng lời mời bạn tham gia cùng tôi trên Kênh YouTube Lyceum Global "Living in GRACE" và kết nối với tôi trong hành trình sống với GRACE. Hãy tham gia cùng tôi tại Nhóm Facebook "Living your best life" để tiếp tục cuộc trò chuyện của chúng ta về thực hành tư duy theo mô thức GRACE.

Tôi muốn khép lại cuốn sách này với câu trích dẫn của R. Buckminster Fuller

"Đừng bao giờ quên rằng bạn là người có một không hai. Đừng bao giờ quên rằng nếu không cần đến sự độc đáo của bạn trên trái đất này, bạn đã không hiện hữu ngay từ đầu. Và đừng bao giờ quên rằng, cho dù những thử thách và vấn đề gặp phải

trong cuộc sống có vẻ áp đảo đến đâu, thì một người cũng có thể tạo nên sự khác biệt cho thế giới. Thực tế là, luôn luôn bởi cá nhân một người mà tất cả những thay đổi quan trọng trên thế giới được diễn ra. Vì vậy, hãy là chính cá nhân đó."

Con người bạn thực sự là duy nhất và bạn có thể tạo nên sự khác biệt bằng sự hiện diện của mình trên quả đất này!

Bạn là cả một sự nhiệm mầu của tạo hóa!

Ghi chú

[1] "Are You a Miracle? On the Probability of Your Being Born," Dr. Ali Binazir, 2011, Huffpost contributor.

[2] "Becoming Supernatural: how common people are doing the uncommon?" Dr. Joe Dispenza, 2017, Hay House, Inc., Carlsbad, California.

[3] "The Science of Gratitude," Dr. Summer Allen, May 2018, Greater Good Science Center, University of Berkeley, John Templeton Foundation.

[4] "Broadcasting Your Happiness," Michelle Gielan, 2015, BenBella Books, Inc, Dallas, Texas.

[5] "As a Man Thinketh," James Allen, 2014, James Allen, Ilfracombe, England.

[6] "Republic," Plato, 380BC.

[7] "Resilience from the Heart," Gregg Braden, 2015, Hay House, Inc., Carlsbad, California.

[8] "Americans who find meaning in these four areas have higher life satisfaction," Patrick Van Kessel & Adam Hughes, November 20, 2018, Pew Research Center.

[9] "Triumph of Experience – The Men of the Harvard Grant Study," G. Vaillant, Cambridge, MA, Belknap Press of Harvard University Press, 2012.

[10] "Employee Engagement: The key to improve performance," S. Markus & M.S. Sridevi, International Journal of Business and Management, Vol 5, No. 12, Dec 2010.

[11] HeartMath Institute web site: www.HeartMath.org

[12] Tony Robbin's morning ritual link: https://www.tonyrobbins.com/health-vitality/train-your-brain-in-minutes-4/

[13] Hay House Publishing web site: www.HayHouse.com

[14] Dr. Wayne Dyer's web site: www.drwaynedyer.com

[15] "The Miracle of Mindfulness – An introduction to the practice of meditation", Thich Nhat Hanh, translated by Mobi Ho, Beacon Press, Boston, MA, 1992

[16] "The 100/0 Principle – The secret of great relationships," Al Ritter, Simple Truth LLC, Naperville, Illinois, 2010.

[17] "Unlimited Power – The new science of personal achievement," Tony Robbins, Simon and Schuster Paperacks, New York, NY, 1986.

[18] "5 simple ways to be radically engaged in your world," Andrea Driessen, Blogpost on HuffPost.com, April 2015.

Đôi lời về Ấn bản tiếng Việt "Sống Với GRACE"

Trong những năm tháng miệt mài phục vụ cho các học viên qua ngôi trường trực tuyến của Học Viện Công Dân (HVCD) trong nhiều năm qua, nỗi hạnh phúc lớn lao nhất của chúng tôi là nhìn thấy sư chuyển hóa tuyệt vời của một số học viên, trong đó có bạn Vũ Văn Duy, là người đóng góp phần quan trọng trong việc chuyển ngữ tác phẩm "Sống với GRACE – Sống đời đẹp nhất ngay hôm nay!" mà bạn đang cầm trong tay.

Vũ Văn Duy sinh ra ở Bắc Giang, nguyên là thầy giáo dạy môn Sử tại một trường trung học tại Bắc Giang, Việt Nam. Trong quá trình nghiên cứu về cuốn Khế Ước Xã Hội của JJ Rouseau, anh đã tìm tới HVCD và sau đó theo học tất cả các khóa học trực tuyến dành cho học viên tại Việt Nam. Sau đó anh trở thành trợ giảng và đã có dịp học khóa tư duy theo mô thức GRACE đầu tiên tại Việt Nam. Làm thế nào để anh từ một người hầu như không biết tiếng Anh, với một số vốn liếng Anh ngữ vô cùng ít ỏi, để bây giờ trở thành một dịch giả giúp tôi dịch cuốn sách đầu tay này sang Việt ngữ? Anh là một bằng chứng hùng hồn của việc chuyển hóa bản thân qua việc thực hành tư duy theo mô thức GRACE.

Anh theo học khóa dạy về tự học tiếng Anh do thầy Nông Duy Trường giảng dạy và sau đó đã tự xây dựng cho mình chương trình học tiếng Anh. Chỉ sau 3 năm, anh đã bắt đầu đọc và viết khá thông thạo – sau đó với mong muốn giúp cho cô con gái nhỏ học Anh ngữ đã giúp anh có dịp tự rèn luyện chính mình, soạn ra được một chương trình học nói tiếng Anh dành cho các cháu bé vô cùng hữu hiệu!

Tôi xin chân thành cảm ơn anh Vũ Duy đã giúp rất nhiều trong việc nhuận sắc cho bản dịch của "Sống với GRACE". Sự trưởng thành của anh cũng như rất nhiều học viên đã tốt nghiệp khóa "Tư duy theo mô thức GRACE" là món quà tinh thần lớn lao trên con đường hoạt động của chúng tôi. Mong rằng cuốn sách nhỏ này sẽ là món quà tinh thần giúp quý độc giả tại Việt Nam và trên toàn thế giới có thể nối kết được với trái tim của chính mình để luôn tìm thấy niềm vui, sự an lạc và hạnh phúc mỗi ngày ta sống!

Cũng xin cảm tạ tất cả các thành viên của Học Xá Lyceum đã sát cánh cùng chúng tôi trên con đường phục vụ và tất cả các mạnh thường quân đã hết lòng hỗ trợ cho các chương trình giáo dục về GRACE trong suốt bao nhiêu năm qua!

Xin chân thành tri ân,
Tiến sĩ Nguyễn Phúc Anh Lan

Đôi Nét về Tác giả

Tiến sĩ Nguyễn Phúc Anh Lan sinh ra ở Huế, Việt Nam và lớn lên ở Sài Gòn trong chiến tranh Việt Nam. Bà đến Mỹ vào giữa những năm 1980, tốt nghiệp Cử nhân Khoa học Vi tính tại Đại học Toronto, Canada năm 1989 và Thạc sĩ Khoa học Máy tính năm 1993. Bà lấy bằng Tiến sĩ Quản trị Kinh doanh chuyên về quản lý dự án và trí tuệ cảm xúc của Đại học NorthCentral năm 2015.

Trong suốt cuộc đời mình, Bà luôn là một nhà hoạt động cộng đồng nhiệt huyết với niềm đam mê phát triển và giáo dục lãnh đạo trẻ. Bà đã thành lập một số tổ chức phi lợi nhuận, phục vụ trong một số hội đồng quản trị của các tổ chức phi lợi nhuận ở cấp địa phương, khu vực, quốc gia và quốc tế. Năm 2012, Bà được Tổng thống Barack Obama bổ nhiệm làm việc trong Hội đồng Quản trị của Quỹ Giáo dục Việt Nam, một cơ quan do Quốc hội Hoa Kỳ thành lập nhằm thúc đẩy mối quan hệ giữa Hoa Kỳ và Việt Nam thông qua trao đổi giáo dục đại học và hợp tác nghiên cứu. Bà được bầu làm chủ tịch hội đồng quản trị và phục vụ cho nhiệm kỳ cuối cùng của VEF trước chương trình chấm dứt năm 2018.

Tiến sĩ Anh Lan đã nhận được rất nhiều giải thưởng vì những đóng góp nổi bật của bà cho cộng đồng ở Hoa Kỳ và Canada. Bà là một người học hỏi suốt đời và tiếp tục theo đuổi niềm đam mê giáo dục của mình thông qua công việc phi lợi nhuận của mình. Năm 1998, cùng với Hội Văn hoá Khoa học Việt Nam (VCSA), Bà thành lập trại Phát triển Lãnh đạo Thanh niên Lên Đường; trại đã hoạt động liên tục 21 năm cho đến trước Đại dịch Covid-19 và đã phục vụ hơn 5000 thanh niên Mỹ gốc Á và Bà đã cố vấn và huấn luyện hàng trăm sinh viên, chuyên gia trẻ và học giả trong lĩnh vực phát triển cá nhân và nghề nghiệp.

Bà hiện đang là Giám đốc điều hành của học xá "Lyceum Global – Phát triển kỹ năng sống và chuyên nghiệp để thành công," một doanh nghiệp xã hội có trụ sở tại Houston, Texas, phục vụ cộng đồng toàn cầu về phát triển cá nhân và nghề nghiệp. Bà cũng là một diễn giả chuyên nghiệp và là Life coach chuyên nghiệp được ICF chứng nhận chuyên về trí tuệ cảm xúc và huấn luyện để chuyển đổi. Bên cạnh công việc phi lợi nhuận suốt đời của mình, Tiến sĩ Anh Lan còn là một chuyên gia Quản Trị Tin Học với 25 năm kinh nghiệm quản trị dự án, chương trình về CNTT.

Độc giả được khuyến khích đăng ký Kênh YouTube "Lyceum Global" để đi sâu hơn trong việc học hỏi và phát triển tư duy và lối sống "Sống với GRACE."

Để biết thêm thông tin về các chương trình và dịch vụ do Tiến sĩ Anhlan Nguyễn và Học xá Lyceum Toàn cầu cung cấp, bạn có thể truy cập trang web sau:

Lyceum Global
Life Skills and Professional Developmnent
for Success
https://LyceumGlobal.net
https://www.facebook.com/LyceumGlobalOrg/
info@lyceumglobal.net

Institute for Civic Education in Vietnam
https://www.icevn.org
https://www.facebook.com/icevn.org
icevn@icevn.org

Thông tin & Liên lạc
https://DrAnhlan.com
https://www.Facebook.com/AnhlanTheCoach

PHỤ LỤC

Trong suốt 5 năm qua, chúng tôi đã có nhân duyên gặp được hàng ngàn học viên khắp nẻo đường đất Việt qua 10 khóa học trực tuyến bằng Việt ngữ do HVCD tổ chức – Khóa học "Tư duy theo mô thức GRACE" và một số buổi workshops trực tuyến phục vụ đồng hương trong thời kỳ dịch bệnh. Kết quả kỳ diệu đã giúp chúng tôi nhận ra sự nhiệm mầu của việc áp dụng mô thức GRACE vào trong cuộc sống hằng ngày để giúp cho bản thân mình sống khỏe hơn, yêu đời hơn và hữu hiệu hơn trong mọi việc.

Chính sự chuyển hóa và trưởng thành của tất cả các học viên đã là nguồn khích lệ vô cùng lớn lao đối với cá nhân tôi nói riêng và toàn thể học xá Lyceum nói chung trên con đường phục vụ. Các em đã giúp chúng tôi nhận ra tiềm năng lớn lao của mô thức GRACE có thể giúp chuyển hóa mọi người trừ trẻ đến già để giúp họ nối kết trở lại với trái tim của chính họ và từ đó tìm được nguồn năng lượng vô biên của tình thương yêu để giúp họ vượt mọi khó khăn và thử thách trong cuộc sống.

Sau đây là một số chia sẻ của các học viên các khóa học Tư Duy theo Mô Thức GRACE từ 2018 – 2022 – từ một em học viên mới 16 tuổi đến vị giáo sư đại học đã thành danh, cho đến bà mẹ trẻ đơn thân phải nuôi hai con nhỏ, mỗi người đều có những cảm nhận và ứng dụng tuyệt vời vào chính cuộc sống của họ. Tôi xin chân thành tri ân sự chia sẻ tuyệt vời của các bạn.

- *Trước hết em xin tỏ lòng biết ơn cô Anh Lan, cô ATN và ban trợ lý khóa học rất nhiều!* *Trải qua 7 tuần vừa qua, khi được nghe những lời giảng của cô, lời chia sẻ của các bạn học viên, làm bài tập và có ý thức thực hành các giá trị, em cảm nhận được rằng tâm hồn mình đã bớt u ám đi nhiều. Em biết bỏ qua, dễ dàng tha thứ, và bao dung với mọi người xung quanh hơn. Em cảm thấy trái tim mình dường như đã được nới lỏng, ít bị cảm giác bị căng cứng, bó nghẹt như trước nữa. Thực sự đó là 1 sự cứu rỗi cho cuộc sống của em rồi! Em sẽ cố gắng thực hành, thực hành từng chút một để cho cuộc sống của em tươi sáng hơn. Dù có chuyện gì xảy ra, em vẫn sẵn sàng đối mặt, tiếp nhận và vượt qua 1 cách nhẹ nhàng nhất!*

- *Khi tôi thực hành lòng biết ơn với bản thân và những người thân yêu, đồng nghiệp...thì tôi cảm thấy rất hạnh phúc, từ đó mình thấy cần có trách nhiệm hơn nữa trong mọi việc. Khi mình tôn trọng, yêu thương mọi người thì mình sẽ cống hiến, phụng sự vô điều kiện.*

• *Em, một người với 20 năm kinh nghiệm trong giảng dạy, người truyền cảm hứng, người dẫn dắt và là bà mẹ của 3 đứa con đã thực sự thay đổi và hạnh phúc hơn bao giờ hết khi tiếp nhận - vận dụng vào trong chính cuộc sống của mình.*

Để vận dụng được một cách hiệu quả, em đã có những cách thức tiếp cận - chậm nhưng hiệu quả. Luôn nghe những video bài giảng của cô từ 1 - 2 lần, nhắm mắt cảm nhận và để mạch hình ảnh chạy trong suy nghĩ.

Ghi lại những cảm nhận và hướng vận dụng khóa GRACE như sau:

Nghe video 3 lần và lập kế hoạch cho hướng vận dụng
QUY TRÌNH:
1. Nghe - ngẫm
2. Ngẫm - Hiểu
3. Kế hoạch - vận dụng
4. Ngẫm - điều chỉnh và triển khai vận dụng cho mình và những người xung quanh

Đó là hành trình học và chuyển hóa bản thân của em.

Em thực sự rất biết ơn cộng đồng SE đã kết nối cho em biết được khóa học này. Em biết ơn cô Anh Lan đã tổ chức những khóa học có ý nghĩa như vậy cho cộng đồng. Sau khi tham gia khóa học này, bản thân em thấy yêu đời hơn, hạnh phúc hơn, bao dung hơn, yêu thương bản thân, yêu thương người thân yêu, đồng nghiệp, bạn bè nhiều hơn, sống có trách nhiệm hơn, tự tin hơn và mong muốn được phụng sự cộng đồng. Bài học em học được từ khóa học là "Thay thái độ- đổi cuộc đời", có tư duy tích cực thì hành động sẽ tích cực và cuộc sống của chúng ta sẽ trở nên tốt đẹp hơn. Hãy mở rộng trái tim yêu thương để thấy cuộc sống thật nhiệm màu, thật kì diệu biết bao. Khi đó nhìn ai ta cũng cảm thấy yêu quý, biết ơn họ. Có yêu thương ta mới sẵn sàng chấp nhận sự sự khác biệt của người khác, biết lắng nghe, thấu hiểu và đồng cảm với họ. Đó là giá trị của sự tôn trọng, tôn trọng bản thân mình chính là sự tự trọng. Khi đó, ta sẽ không bao giờ làm những điều có hại cho bản thân mình và người khác. Tự tôn trọng chính mình sẽ khiến cho ta có tinh thần trách nhiệm, sẵn sàng nhận lãnh những hậu quả của suy nghĩ, cảm xúc và hành động của chính mình. Có tinh thần trách nhiệm sẽ dẫn đến lòng can đảm, ta sẽ bước ra khỏi vùng thoải mái, vùng an toàn của bản thân để trở thành phiên bản tốt hơn của chính mình. Từ đó ta sẽ bao dung hơn, biết thương yêu, thông cảm, chấp nhận sự khác biệt, sẵn sàng tha thứ cho những lỗi lầm của người khác, có thể giúp ích cho bản thân và cộng đồng.

GRACE – Ân điển Diệu kỳ

Từ khi đợt dịch lần thứ 4 bùng phát trở lại, tất cả các nhà trường phải cho học sinh nghỉ học để phòng chống dịch Covid-19, tôi cũng đã nghỉ làm được gần 2 tháng. Khi đang loay hoay tìm một khóa học nào đó phù hợp để mở mang kiến thức, trau dồi kỹ năng và phát triển bản thân thì tôi được giới thiệu về GRACE. Quả là hữu duyên!.

Khi thực hành các bài tập trong khóa học, tôi có cơ hội được quay về với nội tâm và cảm xúc của chính mình. Tôi đã soi xét mọi hành động của bản thân, cảm nhận và gọi tên các cảm xúc ấy. Từ khi tham gia khóa học, tôi thấy mình dễ cân bằng cảm xúc hơn vì đã có sẵn một tâm thế đón nhận mọi điều hay - dở trong cuộc sống có thể xảy đến với mình, và trong hoàn cảnh nào thì tôi vẫn có thể tìm ra được những điều tích cực để thay đổi tư duy và tiếp tục vượt qua khó khăn.

Mỗi ngày thực hành, khi vượt qua được sự e ngại cố hữu, tôi đã dần thẩm thấu các giá trị, soi chiếu dưới góc nhìn của bản thân và tự cảm nhận, thu lượm kết quả từng ngày, cho chính bản thân mình. Và kết quả đó chính là **sự thay đổi từ bên trong, từ trong**

tư duy nhận thức và dẫn đến thay đổi hành động, việc làm.

Ví dụ như khi tiếp cận giá trị "Lòng biết ơn", ngoài việc tận hưởng những điều đẹp đẽ từ thiên nhiên quanh mình, tôi còn bắt đầu mở danh bạ điện thoại, mở friendlist trên facebook cá nhân để điểm tên những người bạn, những người quen, những thầy cô, anh chị em đồng nghiệp, những người đã từng giúp đỡ, chia sẻ, đồng hành với tôi qua những chặng đường. Và tôi bắt đầu gọi những cuộc điện thoại, nhắn những dòng tin, lục tìm những kiểu ảnh và chuẩn bị những món quà để thực hiện mong muốn được gửi lời cảm ơn của mình tới họ. Và cứ thế, mỗi ngày thực hành "lòng biết ơn", tôi lại được nhận về gấp đôi những cảm xúc tích cực mà mình đã đem "gieo" trước đó. Điều này khiến tôi bắt đầu hình thành một niềm tin vững chắc vào những giá trị mà tôi đang và sẽ được trao truyền trong khóa học này.

Thời điểm tôi tham gia khóa học cũng là thời điểm tình trạng bệnh ung thư phổi của bố tôi bắt đầu trở nặng. Sức khỏe của ông kém đi từng ngày và tôi cùng gia đình đều xác định thời gian mà bố tôi còn ở bên gia đình không còn được bao lâu nữa. Tuy rằng bản thân bị "thất nghiệp tạm thời" do dịch bệnh, mọi chi tiêu đều phải cắt giảm, các hoạt động giải trí đều phải hoãn lại, nhưng tôi vẫn thầm biết ơn cái cơ sự đã cho tôi cơ hội được toàn tâm toàn ý ở bên cạnh chăm sóc và động viên tinh thần bố trong cuộc chiến với tử thần.

Theo lẽ thường, khi phải đối mặt với một chuyện buồn và đau lòng đến như vậy, đáng lẽ tôi phải u uất, sầu não thậm chí buông xuôi. Nhưng kỳ lạ thay, chính nhờ **tư duy và hành động theo mô thức GRACE** mà tôi đã đối mặt với hoàn cảnh một cách an yên đến không ngờ(!).

Tôi có thể cảm nhận thấy niềm hạnh phúc lớn lao đang chảy rần rần từ con tim lan tràn ra mọi huyết quản của mình mỗi khi được ở bên cạnh chăm sóc cho bố vào thời điểm đặc biệt đó. Tôi đã hít - thở theo cách cô Anh Lan hướng dẫn để hình dung lại những kỉ niệm với bố, và rơi nước mắt vì hạnh phúc bởi lẽ tôi cũng đang được chăm sóc bố y như cách bố đã chăm sóc tôi những ngày thơ bé. Tôi ngồi bên và bắt đầu ngắm nhìn bố như để ghim lại thật chặt trong tim mình hình ảnh của người cha thân yêu. Và cũng bên cạnh bố, tôi viết bài mãn khóa với một niềm xúc động dâng trào. Tôi vô cùng biết ơn thời khắc đó, biết ơn cô Anh Lan và GRACE, biết ơn chị Thanh Mai – người đã giới thiệu tôi đến với khóa học đặc biệt này!

Rồi điều gì phải đến cũng đã đến!. Trong đời mỗi con người, nỗi đau mất đi người thân yêu có lẽ là nỗi đau tột cùng, còn hơn cả nỗi đau thể xác. Nhưng thực lòng, khi chứng kiến thời khắc sinh tử, nghe làn hơi yếu dần của bố, tâm can tôi không gào khóc mà chỉ cảm nhận thấy tim mình đang chan hòa tình yêu thương. Tôi đặt lên má ông một nụ hôn của đứa con gái bé bỏng ngày nào vẫn thường ôm cổ bám vai đòi bế, đòi bồng. Và như vậy, cha con tôi đã tạm biệt nhau như vẫn thường làm thế trước mỗi chuyến đi dài.

Bố tôi ra đi ngay sau khi tôi vừa kết thúc khóa GRACE. Đó cũng chính là lí do khiến khóa học này trở nên vô cùng đặc biệt đối với cá nhân tôi. Khóa học không chỉ khai mở cho tư duy và hành động của tôi nhiều điều ý nghĩa mà còn gắn liền với một sự kiện đặc biệt trong cuộc đời của tôi, để mãi về sau này, chắc chắn rằng mỗi khi nhắc đến, nhớ về, hồi tưởng lại, nỗi xúc động, tình yêu thương và hạnh phúc sẽ lại dâng trào từ trong tim. Cuộc sống luôn ẩn chứa những khó khăn, thử thách thậm chí là cả những mất mát, hi sinh nhưng cách ta đón nhận và tiếp tục sống với nó theo cách tốt nhất mà ta có thể làm được mới thực sự là điều quan trọng. Tôi thấy mừng cho chính bản thân mình vì đã tìm được cách sống bình an theo mô thức GRACE.

Như TS.Anh Lan đã nói: **"Cuộc đời là sự chọn lựa và lựa chọn theo mô thức GRACE – chúng ta có thể sống cuộc đời đẹp nhất ngay hôm nay!"**.

Phạm Tú Anh (Hà Nội)

121

Một bài tập tiêu biểu của khóa GRACE

Các con thân yêu!

Ngày hôm nay mẹ thực hiện bài tập này cũng như là một sự thử thách, mẹ rất hạnh phúc khi được học qua lớp học TƯ DUY THEO PHƯƠNG THỨC GRACE trong khoa học của cô TS Anh Lan của HVCD. Bài tập ngày hôm nay cô giao đó là viết một bức thư nói với các con về ngày đấy sẽ đến – đó là ngày cuối cùng mẹ có mặt trên cõi đời này, làm xong sứ mệnh của người mẹ được phái đến với các con để được nếm trải những hạnh phúc, đắng cay, khổ hạnh, đau đớn trên cõi đời này.

Giả dụ ngày hôm nay là ngày cuối cùng mẹ muốn nói với các con rằng mẹ may mắn, hạnh phúc khi được sống những năm tháng qua.

Mẹ biết ơn ông bà ngoại đã sinh ra mẹ, nuôi nắng, dạy giỗ từng hành động, cử chỉ trong những năm tháng tuổi thơ, hướng tới giáo dục mẹ là con người hướng thiện, luôn nỗ lực phấn đấu vươn lên trong bất kì hoàn cảnh khó khăn nào. Mẹ có thành công của ngày hôm nay là nhờ được thừa hưởng bản lĩnh kiên cường, kiêu hãnh, khảng khái của ông ngoại các con – người thầy đàu tiên trong cuộc đời mẹ, ông là nhà giáo mẫu mực, luôn hết lòng với học trò, xứng đáng một cựu học sinh trường Bưởi xuất sắc.

Mẹ biết ơn ông bà nội, tuy không sinh ra mẹ, nhưng 20 năm mẹ làm dâu ông bà luôn yêu thương và dành cho mẹ những tình cảm tốt đẹp. Người ta nói cảnh mẹ chồng –nàng dâu, nhưng mẹ không có cảm nhận ranh giới đó vì ông bà luôn vun vén cho mẹ từ quả trứng, mớ rau mỗi tuần về với công bà vào cuối tuần. Mẹ luôn cố gắng chăm lo từng bữa cơm, cùng với bố chăm sóc ông bà với lòng biết ơn ông bà đã cho mẹ người chồng chăm chỉ, yêu thương mẹ và các con.

Mẹ biết ơn bố, bố là người hiền lành, chịu khó, thương yêu chân trọng gia đình, bố khác với nhiều người đàn ông khác, tuy có những gia trưởng độc đoán nhưng những năm sống với mẹ bố đã thay đổi rất nhiều, tuy không nói ra những lời lẽ bóng mượt nhưng mẹ luôn cảm nhận được sự chân thành của bố. Có những lúc xảy ra những bất đồng và những xung đột nhưng rồi cuộc sống gia đình vẫn quay trở về bình yên bởi bố là người đại lượng và rộng lòng tha thứ. Bao năm qua mẹ đã dành thời gian rất nhiều cho sự nghiệp riêng, nếu không có bố chăm sóc các con mẹ đã không đạt được những thành tựu như ngày hôm nay. Biết ơn bố rất nhiều.

Mẹ biết ơn các con, các con đến bên mẹ như những món quà vô giá, mỗi con là một khách hàng để mẹ học cách chuyên trở chăm sóc những khách hàng của thượng đế gửi tới cho mẹ sao cho những khách hàng đó có sự hài lòng nhất. Có những lúc mẹ rất bực dọc, không giữ được cảm xúc của mình vì khách hàng của mẹ khó tính, gây những điều phiền muộn thì mẹ cũng mong muốn các con tha thứ nhé. Mỗi một đưa giúp mẹ thấm câu nói "nhìn cây sửa đất, nhìn con sửa mình", mẹ hàng ngày thức khuya, dậy

123

sớm để làm tấm gương cho các con học hỏi, sửa mình để có kiến thức, kỹ năng chuyên trở những món hàng vô giá đó đến được bến bờ hạnh phúc và thành công.

Mẹ biết ơn gia đình lớn nhỏ, các ông, bà, bác, các chú, các cô hai bên nội ngoại luôn tin tưởng và yêu thương mẹ để mẹ có thể yên tâm phát triển sự nghiệp của mình.

Ngày hôm nay có thể sẽ là ngày cuối cùng mẹ chỉ có một mong muốn nhắn nhủ với các con rằng mỗi ngày các con hãy sống bằng trách nhiệm với chính bản thân mình, trách nhiệm với công việc của mình, trách nhiệm với những người thân của mình và với người khác để có được cuộc sống bình an và hạnh phúc.

Các con cũng học cách sống tôn trọng mình và người khác bằng cách hãy chăm lo cho sức khỏe của mình, rèn luyện thể thao hàng ngày để có thể sống và làm việc có ích cho bản thân và gia đình, xã hội. Các con hãy học cách lắng nghe, lắng nghe từ thiên nhiên, cây cỏ, con vật xung quanh các con sẽ cho con có những phút giây hạnh phúc, lắng nghe những mối quan hệ xung quanh các con để có thể dung hòa các mối quan hệ tốt đẹp

Trong cuộc đời có nhiều sóng gió, gian truân, có nhiều chặng đường thất bại các con hãy can đảm đứng lên bước tiếp, đừng gục ngã nhé. Mẹ đã không ít lần thất bại, 2 lần trượt đại học, chút vì sơ sểnh chép sai đề suýt trượt tốt nghiệp cấp 3, gia đình ông bà ngoại phá sản phải ở nhà thuê, cuộc sống ngày trẻ bươn trải vừa học vừa làm, hết khó khăn này đến khó khăn khác, nhưng mẹ vẫn vui vẻ, cố gắng vươn lên và tới ngày hôm nay nếu không còn được sống nữa mẹ tự hào với những thành tựu mẹ đã đạt được để lại cho chính mình, cho con cháu, gia đình và xã hội những công trình khoa học, những phút giây hạnh phúc và bình an bên gia đình và các con. Mẹ tự hào về điều đó, do vậy ngày mai không còn nữa mẹ muốn nhắn nhủ với các con rằng hãy học cách sống can đảm để vươn lên trước bất kì sóng gió nào của cuộc đời, hãy lái bánh xe cuộc đời theo những gì các con mong muốn, đừng buông bỏ mà để dòng đời xô đẩy các con nhé.

Bài học cuối cùng mẹ học được từ tư duy GRACE đó là sự dấn thân và kết nối, hãy học cách cho đi 100 và nhận về con số 0. Mặc dù trước đây chưa học cô Anh Lan nhưng bố mẹ vẫn sống như vậy đó, không bao giờ mong muốn tranh giành tài sản, thừa kế, không bao giờ muốn cái mà không phải của mình, luôn rộng tấm lòng cho đi để ngày hôm nay cuộc sống xung quanh mẹ có bao nhiêu người bạn hiền, ông bà, cô, bác, anh chị em luôn yêu quý mẹ, bản thân các con cũng không chỉ có một mẹ là MẸ mà còn có các mẹ Hương, Hoa, Lan… đều là những người mẹ tốt yêu quý các con, lo lắng cho các con, cho mẹ khi mẹ gặp khó khăn đúng không nào. Đấy là tài sản vô giá mà mẹ đã để lại cho các con trên cõi trần này.

Ngày mai có thể mẹ sẽ ra đi, là ngày cuối cùng của cuộc đời, khi nhắm mắt mẹ luôn tự hào đã từng ngày được sống được làm việc, được học tập trong phút giây hạnh phúc trong gia đình.

Biết ơn mỗi thành viên trong gia đình nhiều.

Cõi trần chỉ là cõi tạm.

Tâm hồn mẹ thanh thản để tới nơi khác, các con và cả nhà đừng buồn, hãy mỉm cười và vui nhé!

Mẹ của các con